Albert BARTHÉLEMY
Docteur en Pharmacie
Lauréat de l'Ecole Supérieure
de Pharmacie

Contribution à l'Étude du Lait

CONSOMMÉ A NANCY

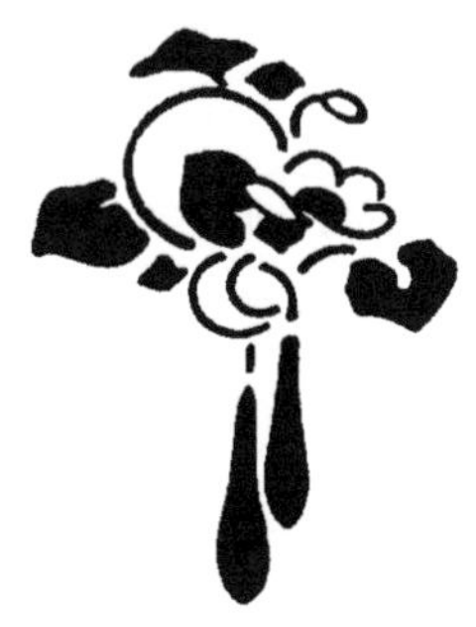

NANCY
IMPRIMERIE LOUIS KREIS
Rue Saint-Georges, 51

1907

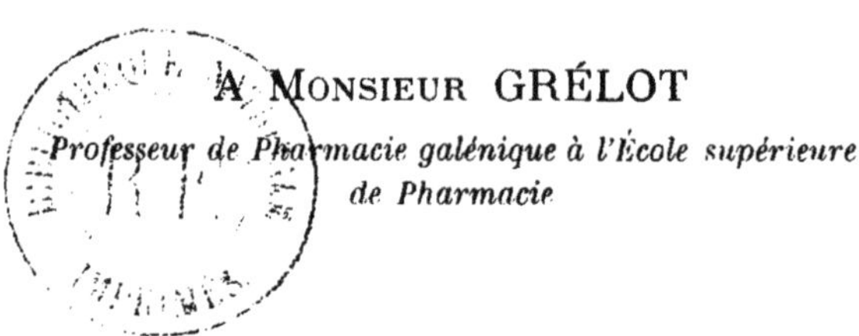

A MONSIEUR GRÉLOT

Professeur de Pharmacie galénique à l'École supérieure de Pharmacie

Hommage de profonde reconnaissance.

A MESSIEURS LES PROFESSEURS

DE L'ÉCOLE SUPÉRIEURE DE PHARMACIE

Hommage de profond respect.

INTRODUCTION

Si loin que nous recherchions dans le passé, nous voyons les hommes soucieux de se procurer dans toute sa pureté, cet aliment si précieux et si utile, le lait.

Sève nourricière que la nature met aux lèvres du nouveau-né, il est aussi la base de l'alimentation chez l'enfant : *Puellus solo lacte alendus, quoad primores dentes emiserit.* (GALIEN. *Preceptes.*) Et souvent encore, c'est à cette source bienfaisante que vient puiser le vieillard pour soutenir les forces défaillantes de ses vieux jours.

Cette nourriture indispensable ne pouvait manquer d'être l'objet de falsifications nombreuses, lesquelles, de tout temps, ont attiré l'attention des médecins et des hygiénistes. Quantité de procédés plus ou moins empiriques, de méthodes d'analyse bien rudimentaires au début, surgirent tour à tour ; perfectionnées dans la suite, elles permirent, en se basant sur des moyennes générales, de se faire une idée approximative sur la valeur du produit.

Ces moyennes, en effet, sont loin d'être absolues. « Le lait typique, déclare Bardet (1), dont l'analyse est donnée dans les traités de physiologie, est un lait théorique, et on peut dire que : autant de vaches, autant de laits divers. »

(1) *Les nouveaux remèdes*, 1897, p. 257.

Selon Duclaux (1), « le lait n'existe pas ; il n'y a que des laits ». « En physiologie, dit Vieillard (2), il n'existe pas et ne saurait exister de chiffres absolus ; les forces vitales ne se traduisent pas par des formules algébriques, comme les forces physico-chimiques. »

Aussi, de nos jours, le danger de tabler sur des chiffres officiels devant s'étendre à tout le territoire d'un même pays, est-il devenu évident, et la nécessité de restreindre les limites de ces moyennes à une seule région, ou même à une seule localité, semble devoir s'imposer de plus en plus.

C'est l'opinion émise par le Congrès international d'hygiène et de démographie, tenu du 2 au 8 septembre 1903 à Bruxelles :

3° « Il est inutile et dangereux de fixer les limites minima pour la composition des laits naturels. »

5° « Il convient d'interdire la vente des laits pauvres, même naturels ; chaque pays établira d'après ses données particulières, les limites minima pour les laits pauvres, dont la vente est interdite. »

Depuis quelques années, de nouvelles constantes physiques sont venues s'ajouter aux données fournies par les méthodes d'analyse employées jusqu'ici. La *Cryoscopie* et la *Réfractométrie* des laits ont été l'objet d'une attention toute spéciale. Ces nouveaux moyens d'investigation, de l'avis même de leurs auteurs, demandent à être expérimentés dans les pays les plus différents, et sur le plus grand nombre possible d'échantillons de lait.

Sur les conseils de M. Grélot, professeur à l'Ecole su-

---

(1) *Le lait*, DUCLAUX, Paris, 1887.
(2) *L'urine humaine*.

périeure de Pharmacie, je me suis proposé d'appliquer ces nouveaux procédés aux laits de Nancy, d'examiner les résultats qu'ils fournissent, de pair avec l'analyse chimique, et d'établir ainsi des moyennes pour la région.

Que mon cher maître et savant professeur, sous la direction éclairée de qui j'ai conduit mes recherches, veuille bien agréer l'expression de ma plus vive reconnaissance, pour la sollicitude qu'il m'a toujours témoignée et pour ses précieux conseils, qui m'ont permis de mener à bonne fin cette étude dans son laboratoire. Je suis heureux de lui dédier ce modeste travail.

Qu'il me soit également permis d'offrir à tous mes maîtres l'expression de ma sincère gratitude, pour la bienveillance qu'ils m'ont toujours témoignée pendant ma scolarité.

J'adresse mes remerciements les plus sincères à M. Thiry, directeur de l'Ecole d'agriculture de Tomblaine, pour l'amabilité avec laquelle il s'est si gracieusement mis à ma disposition, ainsi qu'à M. Perrin, professeur à la même Ecole.

Je remercie aussi vivement M. Alison, inspecteur des Halles et Marchés de la ville de Nancy, pour les renseignements intéressants qu'il a bien voulu me soumettre, avec son affabilité habituelle.

DIVISION DU TRAVAIL

CHAPITRE PREMIER

Exposé des méthodes d'analyse employées
Discussion

CHAPITRE DEUXIÈME

Analyses

I. — Moyennes établies jusqu'ici.
II. — Résultats obtenus avec les laits de vache naturels des environs de Nancy. (Laits individuels ; laits de mélanges.)
III. — Résultats obtenus avec les laits vendus directement en ville par les producteurs.
IV. — Résultats obtenus avec les laits « de dépôts ».
V. — Moyennes pour Nancy.

CHAPITRE TROISIÈME

Recherche des falsifications et altérations
Procédés employés et leur valeur

I. — Écrémage et mouillage.
II. — Antiseptiques.
Conclusions.

HISTORIQUE

Avant de faire l'exposé des méthodes que j'ai suivies, j'ai cru intéressant de donner un aperçu des procédés employés autrefois dans l'analyse du lait.

Dès la plus haute antiquité, dans les écrits bibliques, il est fait mention du lait, du beurre et du fromage. Il était naturel que les peuples primitifs, menant la vie pastorale dans toute l'acception du mot, en fissent une large consommation. Ils surent donc, au début, tirer du lait ses principaux éléments : le corps gras, dont la séparation se faisait en partie d'elle-même, et le fromage, qui n'était autre que la caséine, obtenue par coagulation et pression du produit.

Chez tous les peuples anciens, on trouve dans leurs ouvrages des conseils sur la nourriture des animaux destinés à produire un lait de bonne qualité. A ces conseils sont joints les procédés de fabrication du beurre et du fromage. Virgile écrit dans ses Géorgiques :

> « At cui lactis amor, cytisum lotosque frequentes
> Ipsé manu salsasque, ferat prœsepibus herbas (1). »

Et cependant, Vossius (2) remarque que les Romains ne se servaient guère du beurre que comme remède, et

(1) *Virgile*, GEORG., L. III.
(2) *De Idol.*, lib. III, C. LXIV,

n'en faisaient point usage comme mets ; en effet, Pline (1) l'appelle « un manger des nations barbares, dont les seuls riches se régalaient ».

La Fable, selon les mythologues, dit que Jupiter fut nourri dans son enfance de lait et de miel. Ce mélange constituait un aliment très employé autrefois. C'était une coutume chez les Hébreux du premier âge, de nourrir leurs enfants de lait et de miel.

L'*Odyssée* (2) rapporte que les filles de Pandare furent nourries par Vénus de fromage et de miel.

Les laits d'origines les plus différentes étaient consommés ; de nos jours encore, dans les Indes, on consomme le lait de buffle. Dans l'Amérique méridionale, celui de lama et de vigogne. En Perse, en Egypte et en Syrie, celui de chameau et de dromadaire. En Laponie, celui de renne. En Italie et dans l'Inde, on mêle au lait du vin et du suc de citron en le mangeant.

On sait que le lait de vache diffère notablement de celui des autres animaux domestiques. Le lait de brebis est plus dense, moins séreux, plus riche en beurre. Le lait de chèvre, au contraire, moins chargé en corps gras, donne un caséum plus abondant, visqueux, et ne prenant pas en caillot. Le lait d'ânesse, le plus léger de tous, est pauvre à la fois en caséine et en matière grasse, mais riche en lactose, et se rapproche beaucoup du lait de femme. Enfin, le lait de jument ressemble davantage au lait de vache. L'expérience apprend que le lait de vache est le plus rafraîchissant ; le lait de chèvre et de brebis le plus nourrissant ; le lait d'ânesse, le plus léger.

---

(1) Livre 28, ch. 9.
(2) XX, 69.

En médecine, le lait n'est guère employé que comme antidote dans certains empoisonnements ; il est la base de l'alimentation dans divers régimes, et n'est pas en usage comme médicament. Autrefois, on lui attribuait de nombreuses propriétés : c'est ainsi que dans un dictionnaire botanique et pharmaceutique (Paris, 1742), le lait est indiqué comme « humectant pectoral, émollient, rafraîchissant, restaurant. Il adoucit les humeurs âcres du corps, arrête les hémorragies, la dysenterie ; ayant éteint plusieurs fois dedans des cailloux, de l'acier ou du fer rougi au feu, on s'en sert intérieurement et extérieurement. Comme il est fort nourrissant, on s'en sert dans l'atrophie, l'hectisie et la phtysie, où il sert d'aliment et de remède. Il est spécifique contre le scorbut... il est bon aux ulcères des parties internes, car il déterge le pus, par sa partie séreuse... il tempère l'acrimonie des humeurs, et facilite la consolidation de l'ulcère, par sa partie butyreuse... Il est bon dans le pissement de sang, la dysurie, la strangurie... Le lait est contraire aux rateleux, à l'épilepsie, au vertige, et à ceux dont les viscères sont mal composés. »

L'auteur parle ensuite d'un beurre d'écrevisses (beurre et écrevisses pilées dans un mortier) « comme spécifique contre la phtysie, les chutes, les ulcérations des parties urinaires. »

Parmentier et Deyeux (1) indiquent que l'extrait sec du lait, obtenu par distillation au bain-marie et délayé dans de l'eau bouillante, donne le petit lait d'Hoffmann, « espèce de médicament autrefois fort recommandé ».

Dans le Codex Parisiensis de 1748, nous trouvons plu-

---

(1) *Mémoire sur le Lait*, 1790, p. 15.

sieurs modes de préparation du petit lait, entre autres, la suivante :

Præparatio seri lactis extemporanea.

℞ *Lactis vaccini vel alterius animalis... libras duas.*

Bulliant in vase idoneo et tunc adde.

Cremoris tartari pulverati.... drachmas duas.

Lac, coagulatum cola. Colaturam clarifica cum ovi albumine, et per chartam emporeticam trajice.

Jourdan (1) indique l'hydrogala, qui se prépare avec :

Lait de vache : quatre onces.

Eau d'orge : deux livres.

Le lait mercuriel de Plenk :

Mercure : un gros.

Gomme arabique : quatre gros.

Sirop de têtes de pavots : Q. S., pour obtenir un mucilage, auquel on ajoute :

Lait de vache bouillant : 8 onces.

Certains sirops même étaient à base de lait. Soubeiran (2) donne la formule suivante :

Lait	4
Sucre	3
Eau de laurier-cerise.	S. Q.

Le lait doit être préalablement écrémé et réduit de moitié par évaporation.

Loxygala, ou lait mêlé à du vinaigre, est vanté comme rafraîchissant par Galien.

Toutes ces anciennes préparations, d'une conservation

(1) *Pharmacopée universelle.*

(2) Soubeiran. *Traité de Pharmacie.*

difficile, sont aujourd'hui complètement tombées dans l'oubli.

Primitivement, on ne pouvait apprécier la qualité d'un lait que par son rendement en crème, en beurre et en fromage. Aussi, les premières analyses ne remontent-elles pas à une date bien éloignée. Depuis Accomraboni, qui publia, en 1536, un des plus anciens ouvrages sur le lait (1), jusque vers 1820, on ne trouve aucun procédé bien établi, permettant le dosage des éléments du lait.

Voici, d'après Baumé (2), la marche d'une analyse de lait, ainsi que certaines considérations sur la composition du produit, et l'action de quelques réactifs sur lui.

Pour ce chimiste, le lait « est une liqueur blanche que l'on peut comparer aux émulsions, et il est en effet une émulsion animale : le lait est composé de beurre, de fromage et de phlegme, qui tient en dissolution une certaine quantité de sels de différente nature ; ce phlegme se nomme petit lait ».

« Le fromage fait fonction de mucilage dans le lait ; il y sert d'intermède pour unir le beurre au petit lait. Le beurre contenu dans le lait y est dans un état de division extrême, et donne la couleur blanche à cette substance. » Cette définition du lait est encore exacte aujourd'hui.

Baumé remarque « que les acides coagulent le lait et le séparent en deux parties : l'une, qui est le caillé ou fromage, se nomme la partie caséeuse ; l'autre, qui est le petit lait, se nomme la partie séreuse. L'alkali fixe divise la partie caséeuse du lait et semble la dissoudre ;

(1) Accomraboni. *Tractatus de natura et usu lactis.*
(2) Baumé. *Manuel de Chimie*, 1764.

mais peu de temps après, on remarque qu'il la coagule comme les acides. »

Suit le procédé d'analyse :

« Dans une première opération, le lait soumis à la distillation au bain-marie, fournit une grande quantité d'eau insipide ; il reste, au fond de l'alambic, la partie caséeuse desséchée ; c'est ce que l'on nomme franchipanne ». Baumé n'indique aucun poids, mais cette opération n'est autre que la détermination de l'extrait sec dans l'analyse actuelle.

« Le lait abandonné au repos donne la crème ; c'est elle qui contient le beurre ; dans la suite, il s'aigrit et se caille en fort peu de temps; la partie caséeuse de ce lait qui a été écrémé, est le fromage; on sépare cette substance d'avec le petit lait par le moyen d'un linge. »

Baumé sépare ensuite le corps gras de la crème, soit par agitation de celle-ci dans un flacon, ou par fusion au bain-marie. Il fait ensuite quelques remarques sur l'analyse du beurre, qui est simplement distillé. Il en retire, nous dit-il, « une petite quantité de liqueur aqueuse, acide, volatile, très pénétrante, et une huile très abondante, d'une consistance un peu moins épaisse que le beurre; il reste dans la cornue une très petite quantité de matière charbonneuse. »

Avant de faire l'analyse de la caséine, Baumé la fait bouillir dans l'eau, et cela pour la priver entièrement du beurre. Il en retire par distillation « beaucoup d'alkali volatil concret et de l'huile empyreumatique ; il reste dans la cornue beaucoup de matière charbonneuse très raréfiée ».

La dernière opération indiquée s'applique au petit lait.

Ce dernier « est évaporé jusqu'aux trois quarts, et fournit d'abord un sel de saveur douce et sucrée, qu'on nomme, par cette raison, sucre de lait. Ce sel s'obtient par la première cristallisation. Il est inattaquable par les acides les plus concentrés. En faisant de nouveau évaporer la liqueur, elle fournit par cristallisation un sel à peu près semblable au précédent, mais que les acides minéraux décomposent. La troisième évaporation du petit lait fournit des cristaux de sel marin ordinaire.

« Il reste enfin une liqueur qui refuse de cristalliser ; elle contient de l'alkali fixe et un peu de matière extractive. Chaque pinte de petit lait de vache contient environ 7 à 8 gros des sels dont nous parlons. »

Tels étaient les seuls procédés de décomposition du lait que possédait la chimie à cette époque ; procédés destructeurs avant tout, qui, loin de permettre le dosage des divers éléments du lait, en altéraient la nature. D'ailleurs, ce côté de la question paraît avoir été complètement négligé.

Vers 1770, parurent les premiers aréomètres, mais ils ne furent pas de suite appliqués au lait.

En 1787, Parmentier et Deyeux publièrent un Mémoire pour déterminer, par l'examen comparé des propriétés physiques et chimiques, la nature des laits de femme, de vache, de chèvre, d'ânesse, de brebis et de jument (1).

En 1799, les mêmes auteurs publièrent un Précis d'expériences et observations sur les différentes espèces de lait, considérés dans leurs rapports avec la chimie, la médecine et l'économie rurale (2).

---

(1) Paris, 1787.
(2) Paris, 1799.

Ces deux ouvrages marquent le point de départ des premiers essais comparatifs faits sur le lait.

Ce fut au sujet d'un prix offert par la Société Royale de médecine que Parmentier et Deyeux publièrent le Mémoire dont il vient d'être question.

L'étude des différents laits ne porte, ici encore, aucun dosage des éléments constitutifs. Les auteurs, pour chacun de ces laits, font de simples remarques, d'abord sur les propriétés physiques du liquide : saveur, toucher, odeur, coloration. Ces remarques, il les appliquent de nouveau aux différents corps qu'ils parviennent à isoler, dans une analyse des plus imparfaite.

Le lait est en premier lieu distillé au bain-marie, pour en retirer « les parties volatiles ». Le distillat est examiné au point de vue de sa limpidité, de sa couleur, de son odeur, de sa saveur. Des observations sont prises sur l'altération plus ou moins rapide des « eaux du lait » propres à chaque animal. « Le principe volatil odorant, esprit recteur du lait distillé, varie avec les différents animaux qui le fournissent, et avec leur nourriture. Compté au nombre des parties constituantes du lait, il n'est pas, sans doute, dénué de propriétés ; de là, la nécessité de mettre obstacle à sa dissipation, en évitant de faire éprouver au lait une chaleur capable de la favoriser. »

Le résidu de l'alambic contient les parties fixes du lait. « C'est à cette matière qu'Hoffmann a donné le nom de franchipanne. »

Observations sur la quantité obtenue et son aspect :

La distillation à feu nu de la franchipanne donne « une liqueur claire et transparente, des gouttes d'huile jaune très fluide, un acide, de l'alkali volatil, et enfin une seconde huile noire épaisse. A la fin de l'opération, on obtient un fluide élastique de la nature du gaz inflammable. Il reste dans la cornue une matière charbonneuse, qui est incinérée, et la cendre qui en résulte verdit le sirop violat. Son mélange avec l'acide sulfurique donne naissance à des vapeurs d'acide muriatique. »

Toutes les considérations qui suivent s'appliquent aux parties constituantes du lait, qui sont obtenues par des procédés analogues à ceux de Baumé.

Les auteurs essaient de séparer le beurre de la crème. Ils remarquent que la chaleur ne donne que peu de beurre ; les dissolvants (l'huile, par exemple) ne donnent aucun résultat. Le vinaigre coagule la crème en une masse d'où il est impossible de retirer le beurre, « soit qu'on applique à la crème un dissolvant qui n'attaque que le beurre, soit qu'on agisse au contraire sur la matière caséeuse. » Il paraît impossible, disent-ils, de mettre le beurre à part, sans avoir recours aux moyens ordinaires, l'agitation au moyen de la baratte.

Ils supposent, dans la crème, la présence d'un corps, servant de *medium junctionis* du beurre avec la crème ; la fermentation détruit ce corps, et la séparation devient très facile par agitation.

Pour eux, la coloration du lait est due uniquement à la matière caséeuse, et non au beurre, car le lait écrémé « ne renferme pas un atome de beurre » et conserve néanmoins sa couleur blanche.

On croyait donc, à cette époque, que la totalité du corps gras était dans la crème, et que le lait écrémé ne renfermait plus que la caséine et les sels. C'est pourquoi, en coagulant ce dernier, soit en l'abandonnant à lui-même, soit au moyen d'acides ou de sucs végétaux, soit même avec la présure, on obtenait la matière caséeuse elle-même.

Cette matière était pressée et soumise à une série de traitements, tels que ceux que j'ai relatés, d'après Baumé. Les chimistes pensent que ce caséum, d'après l'opinion de Scheele et de Fourcroy « est véritablement une substance lymphatique, analogue à celle du blanc d'œuf ».

Enfin, le petit lait était toujours soumis à des cristallisations successives, au nombre de trois généralement. Les deux premières donnaient du sucre de lait, la dernière « de petits cristaux, formés en parallélogrammes, ayant toutes les propriétés qui caractérisent le muriate de potasse ou sel fébrifuge de Sylvius ».

C'est au moyen de ces procédés d'analyse que Parmentier et Deyeux ont essayé de différencier les laits de femme, de vache, de chèvre, d'ânesse, de brebis et de jument. Ils étaient loin de songer à établir ces différences, en exposant pour chacun d'eux les quantités respectives des éléments qu'ils contenaient. Tout au plus, ils constatent que le lait de chèvre est « très abondant en matière caséeuse ». Le lait de jument « en contient très peu ». La matière caséeuse est pour eux le principal terme de comparaison, de même que la quantité de crème fournie par le lait. Jamais il n'est question de la quantité de beurre recueillie, mais simplement de son aspect. « A l'égard des trois autres laits (femme, jument, ânesse), il ne nous a pas été possible d'en retirer du beurre. » « Il n'y a que le sucre de lait dans lequel il ne nous a pas été possible de remarquer de différence, quel que soit l'animal qui le fournisse. »

L'analyse du lait, par suite son expertise, en étaient encore à ces données si vagues, près de trente années après Baumé ; les travaux de Hoffmann, Rouelle, Venel, Maquer, Morveau et Scheele, qui se sont particulièrement occupés du lait, n'avaient encore donné aucun procédé, même empirique, pour qualifier un lait.

J'ai trouvé, dans ce mémoire de Parmentier et Deyeux, certaines remarques assez intéressantes. Elles font bien ressortir l'idée que l'on se faisait du lait à cette époque, les variations, sous l'influence de divers facteurs, et le peu de renseignements fournis par l'analyse.

Je vais les citer dans l'ordre où elles apparaissent :

« Il paraît bien étonnant que le lait n'ait pas été plus tôt et mieux examiné sous les rapports d'aliment et de médicament. Nous ne possédons rien de satisfaisant, à l'exception de quelques faits isolés, que les pharmacologistes ont successivement copiés (1) »...

« En parcourant, avec attention et sans préjugés, tout ce que les anciens chimistes ont fait et écrit sur le lait, il est facile de s'apercevoir qu'ils ont borné leurs recherches à l'analyse par le feu; que pouvaient donner ces méthodes, qui n'employaient jamais que des agents destructeurs ? (2) » « Nous croyons devoir prévenir que le lait dont nous nous sommes servi était récemment trait ; qu'il provenait de femelles saines, vigoureuses, et éloignées de l'époque où elles avaient mis bas ; qu'enfin, nous avons opéré au printemps et en automne, afin que si on s'occupait du même travail, dans des circonstances qui ne fussent pas à peu près semblables, on ne soit pas surpris de trouver des résultats différents de ceux que nous annonçons (3) »...

---

(1) PARMENTIER et DEYEUX. *Mémoire sur le lait*, 1790, p. 2.
(2) IDEM. *ibid.*, p. 11.
(3) IDEM. *ibid.*, p. 4.

« Lœwenhoek a déjà remarqué, dans ses observations microscopiques, que le lait de vache était composé de petits globules transparents, entraînés de la même manière que le sang, dans un liquide diaphane (1) »......
« Les laits provenant des mêmes femelles sont tellement susceptibles de varier, qu'il paraît impossible de rencontrer deux laits entièrement semblables entre eux. Pour chercher à nous en assurer, nous avons eu souvent recours à l'aréomètre, et les expériences ont toujours présenté des résultats si différents, que nous sommes forcés d'avouer l'insuffisance de ce moyen pour déterminer, d'une manière positive, la densité du lait pris en général (2) »...
« Pour conserver le lait plusieurs jours, il suffit de le faire bouillir ; c'est le procédé employé par les laitières de Paris (3) »...

« L'altération du lait est très rapide lorsque le temps passe à l'orage... Il n'est pas rare de voir ce fluide tourner tout à coup, comme un bouillon... Pour prévenir un pareil accident, la fermière qui entend le tonnerre gronder au loin, accourt à la laiterie pour en fermer les soupiraux et la rafraîchir, en jetant de l'eau fraîche sur le carreau (4) »...

« Les laitières emploient quelquefois la farine, pour donner de la consistance au lait, qu'elles ont allongé par de l'eau (5) ».

Le mouillage du lait ne date pas d'aujourd'hui, non plus que l'emploi d'agents conservateurs.

---

(1) Parmentier et Deyeux. *Mémoire sur le lait*, 1790. p. 5.
(2) Idem. *ibid.*, p 6.
(3) Idem. *ibib.*, p. 7.
(4) Idem. *ibid.*, p. 8.
(5) Idem. *ibid.*, p. 10.

« L'alkali fixe et l'eau de savon, proposés journellement pour empêcher que le lait ne s'aigrisse en été, du matin au soir, doivent, quelle que soit la dose, préjudicier aux propriétés du lait (1) »...

En parlant de la cohérence du beurre avec la crème, les auteurs cherchent un procédé, en opérant la séparation. « Ce phénomène nous avait déterminés à appliquer l'électricité à la crème ; mais nos expériences ne sont pas assez avancées pour en offrir les résultats (2) ».

... « Les pellicules qui se forment à la surface du lait qu'on fait chauffer sont de même nature que la matière caséeuse (3) ».

La coagulation du lait est obtenue avec l'acide sulfurique, azotique, phosphorique, le vinaigre distillé, la grande oseille (*Rumex acetosa*) et l'alleluia (*oxalis acetosella*). Les auteurs remarquent que le caille-lait (*galium verum*) ne produit aucun effet, ni à l'état frais, ni à l'état sec. La noix de galle, l'amidon, la gomme arabique coagulent le lait. « Une chose qui nous a paru fort extraordinaire, c'est de voir la gomme arabique et l'amidon coaguler le lait (4) ».

Les résultats obtenus dans le cours de ce travail ne permettent pas encore d'apprécier la qualité d'un lait ; ces chimistes le reconnaissent dans leurs conclusions. « Dès lors, nous conclûmes qu'il ne serait jamais au pouvoir du chimiste de déterminer les quantités de chacune des parties constituantes de ce fluide, d'une manière assez positive pour obtenir un terme de comparaison qui ne fût pas

(1) Parmentier et Deyeux. *Mémoire sur le lait*, 1790, p. 11.
(2) Idem. *ibid.*, p. 25.
(3) Idem. *ibid.*, p. 42.
(4) Idem. *ibid.*, p. 53.

variable, puisqu'il n'était pas possible de trouver deux laits de femme parfaitement semblables entre eux (1) »... « Si le lait, dans le même animal, est exposé à une multitude innombrable de variations, et que, comme l'urine, le sang, il diffère à chaque instant du jour, comment pouvoir saisir tous les points de comparaison qui existent entre différentes espèces de lait ?... Il faut se borner au simple parallèle de l'état le plus naturel des parties constituantes des différents laits (2) ».

En 1814, Morelot (3) déclare encore que « pour avoir des connaissances parfaites sur le lait et tous ses dérivés, il faut consulter l'excellent ouvrage de MM. Deyeux et Parmentier ».

Les premières analyses pondérales du lait semblent remonter à Berzélius et datent de 1815 à 1820. J. Virey (4) nous donne la composition du lait de vache, privé de crème, autant qu'on le peut, et d'après une analyse de ce chimiste suédois :

Eau	928,75
Fromage et traces de beurre. . . .	18,00
Sucre de lait	35,00
Muriate de potasse.	1,70
Phosphate de potasse.	0,25
Acide lactique et acétate de potasse. Vestige de lactate de fer..	6,00
Phosphates terreux	0,30
	1.000,00

(1) Parmentier et Deyeux. *Mémoire sur le lait*. 1790. p. 82.
(2) Idem. *ibid.*, p. 102.
(3) Morelot. *Cours élémentaire de Ph. Ch.*
(4) J. Virey. *Traité de Ph. théorique et pratique*, Paris, 1818.

La crème était considérée comme renfermant toute la matière grasse du lait, et l'extraction du beurre se faisait ainsi naturellement, mais incomplètement, car, dans cette analyse, la caséine retient encore une certaine quantité de beurre.

Le lactose s'obtenait par concentration du petit lait et cristallisation. Les cendres donnaient les sels. On séparait simplement la crème du lait. Dans ce lait écrémé, on dosait caséine et beurre en bloc, et, dans la crème, ce qui restait du beurre et de la caséine, le corps gras était séparé par barattage.

D'après Berzélius, la crème se compose de : (1)

Beurre	4,5
Fromage	3,5
Petit lait.	92,0
	100,0

L'analyse pondérale, la plus ancienne, se transforma dans la suite ; le lait, au lieu d'être écrémé, fut agité, pour mélanger intimement la matière grasse dans toute la masse. La caséine, coagulée par des solutions acides appropriées, englobe tout le beurre, qui est retiré de ce coagulum à l'aide de dissolvants ; le résidu n'est autre que la caséine. Tel est le principe même de la méthode pondérale actuelle.

En 1839, l'aréométrie était appliquée au lait, en utilisant le galactomètre ou pèse-lait, construit par Cadet de Vaux, collaborateur de Parmentier ; et en 1840, cet instrument fut employé par les préposés à l'Octroi de Paris, pour la vérification des laits.

(1) J. Virey, *loco. citato*.

Vers 1850, l'analyse du lait devient plus précise. Le lactose est dosé par réduction, ou bien au moyen du saccharimètre de Soleil (1). Le lactosdensimètre de Bouchardat et Quévenne, le lactoscope de Donné, sont également très employés.

Aux méthodes pondérales, viennent s'ajouter les méthodes volumétriques, pour le dosage du beurre, et, en 1854, Marchand, pharmacien à Fécamp, proposait son lactobutyromètre, qui, un peu modifié, est encore employé actuellement.

Puis apparurent l'acidobutyromètre d'Esbach, le galactotimètre d'Adam, le centrifugeur de Gerber, qui sont, aujourd'hui encore, les appareils les plus répandus pour le dosage volumétrique de la matière grasse du lait.

Ces méthodes consistent toutes à maintenir la caséine soluble au moyen d'un alcali, à la dépouiller du beurre, par l'emploi d'un dissolvant, l'éther en général, et à isoler le beurre de sa dissolution, en supprimant le pouvoir dissolvant de celle-ci, par addition d'alcool.

La méthode de Gerber emploie l'acide sulfurique, qui détruit la caséine, et la matière grasse est isolée à l'aide de la force centrifuge.

Avant de passer aux analyses des laits de la région de Nancy, je crois devoir exposer les méthodes que j'ai suivies, dans tous leurs détails, ainsi que les motifs qui m'ont guidé dans ce choix.

---

(1) SOUBEIRAN. Traité de pharmacie.

CHAPITRE PREMIER

Méthodes d'analyse employées

Discussion

Tout en recherchant une précision aussi grande que possible dans les analyses que j'ai faites, je me suis arrêté aux méthodes offrant les données les plus constantes, tout en étant d'une exécution assez rapide. Il n'existe pas à l'heure actuelle, de procédé d'analyse, permettant de doser à la fois, et avec une égale précision, tous les constituants du lait ; c'est pourquoi j'ai fait choix de plusieurs méthodes pour le dosage des différents éléments, ce qui m'a permis d'unir à la précision la rapidité du travail, car il était ainsi facile de mettre en route à la fois l'analyse de tous les éléments.

J'ai négligé les méthodes volumétriques, pour fixer mon choix sur les méthodes pondérales. Toutes mes pesées ont été faites sur une balance d'analyse, sensible au cinquième de milligramme. J'ai emprunté au procédé du Laboratoire municipal, le plus généralement adopté, le dosage de l'extrait, des cendres, du beurre, et de la caséine ; le lactose a été dosé par la méthode de Thibaut, et je me suis conformé, pour la Réfractométrie et la Cryoscopie, au mode opératoire indiqué par leurs auteurs eux-mêmes ; cela afin d'obtenir des résultats comparables à ceux qu'ils ont établi jusqu'ici et qui servent de moyennes dans les cas d'expertise.

L'analyse de chaque échantillon comprend :

1° La prise de densité ;
2° Le degré crémométrique ;
3° La détermination de l'extrait ;
4° Le dosage du beurre ;
5° — du lactose ;
6° — de la caséine ;
7° — des cendres ;
8° La détermination du degré réfractométrique ;
9° — du point de congélation.

Les flacons contenant les échantillons de lait ont été agités avant chaque prise d'essai, pour rétablir l'homogénéité du mélange.

Méthodes chimiques

Extrait sec

L'extrait a été obtenu, en plaçant 10 centimètres cubes de lait, dans une capsule de platine à fond plat, de 7 centimètres de diamètre ; cette capsule avait été préalablement desséchée, sous cloche à acide sulfurique, et tarée. L'évaporation poussée à siccité, d'abord au bain-marie, était continuée dans une étuve à huile réglée à 95°. La dessication était complète, lorsque deux pesées faites à une demi-heure d'intervalle n'offrent plus qu'une différence comprise entre o gr. 001 et o gr. 002.

Ce résultat a toujours été atteint, comme le fait d'ailleurs remarquer M. Lajoux (1), au bout de 8 heures d'étuve. A sa sortie de l'étuve, cette capsule était mise à refroidir sous l'exsiccateur à acide sulfurique, puis pesée, et l'augmentation de poids obtenue, multipliée par 100, donnait le poids d'extrait sec par litre de lait.

La préparation de l'extrait a varié beaucoup, suivant les auteurs. Les uns, docteur Galand (2), l'ont obtenu en plaçant les capsules uniquement au bain-marie à 95°, pendant 7 heures. D'autres (3) poussent la température de l'étuve à 100°. La plupart (Duclaux, Denigès, Laboratoire municipal) commencent la dessication au bain-marie, pour la terminer à l'étuve à la température de 95°, cela pour éviter une altération de l'extrait, par suite de la coloration et de l'oxydation du lactose. Le sucre de lait, en effet (4), brunit la masse en s'oxydant en présence des sels alcalins du lait, ce sucre donne des acides et entre autres de l'acide formique.

Pour obtenir des résultats comparables entre eux, je me suis toujours placé dans les mêmes conditions d'expé-

---

(1) *L'eau potable, le lait de femme et le lait de vache*. Reims, 1900.
(2) Dr Galand. *Enquête sur le lait à Cambrai*. Th. Ph., Lille, 1905.
(3) Pellerin. *Guide pratique de l'expert chimiste en denrées alimentaires*, 1906.
(4) Cazeneuve et Staddou. *J. Ph. et Chim.* VI, 1895, t. II, p. 54.

rience, en employant, pour l'extrait, le procédé que je viens d'indiquer ; les deux facteurs de température et de temps ont été très rigoureusement observés. Le 2 mars, quatre extraits ont été desséchés, comme d'habitude, à 95°, pendant 8 heures. Après 6 nouvelles heures d'étuve, ils avaient perdu de leur poids, la différence avec la première pesée s'élevait à 1 centigr.

Cendres

Les cendres ont été obtenues en calcinant l'extrait sec, à une température inférieure au rouge sombre, et cela pour éviter la volatilisation des chlorures. La masse charbonneuse était broyée au moyen d'un petit agitateur de verre, pour faciliter son oxydation. Les cendres obtenues étaient toujours légèrement grisâtres, jamais blanches. Les capsules, mises à refroidir sous un exsiccateur, étaient pesées, et la différence de poids avec la tare primitive donnait les cendres totales. J'ai remarqué que les cendres provenant de laits additionnés de bicarbonate de soude ou de borax, étaient plus longues à obtenir que celles de laits naturels ; la masse charbonneuse est plus dure et se désagrège bien plus difficilement.

Beurre

Le procédé du Laboratoire municipal, que j'ai suivi, se résume ainsi : « Dans un entonnoir, muni d'une pince de Mohr, que l'on ferme, on place un filtre, puis à l'aide d'une pipette de Dupré, on verse sur ce filtre 90 c. c. d'une liqueur préparée en mélangeant 1.000 c. c. d'eau et 2 c. c. d'acide acétique cristallisable. A l'aide d'une pipette graduée, on mesure 10 c. c. de lait et on le laisse couler goutte à goutte dans la liqueur acétique. La caséine se coagule, englobant la matière grasse : on laisse en contact quelque temps et on filtre ».

Ce contact était, en général, de une à deux heures ; le coagulum restait abandonné à l'air libre 12 heures au minimum; bien qu'à ce moment la dessication ne soit jamais complète, l'épuisement à l'éther pouvait être opéré. J'ai cependant remarqué que l'épuisement, et surtout la dessication du corps gras après évaporation de l'éther, étaient beaucoup plus rapides, lorsque le coagulum était tout à fait sec. Il y a une grande économie de temps à hâter la dessication de ce dernier, en exposant les filtres à une douce chaleur.

L'épuisement du coagulum était opéré au moyen d'un appareil de Soxhlet et 50 c. c. d'éther environ. La durée de l'opération était de 3 heures ; au bout de ce temps, la totalité du corps gras était passée dans le dissolvant. Une batterie de quatre appareils permettait d'épuiser quatre filtres à la fois. Une partie de l'éther était recueillie par distillation, et l'autre, chargée du corps gras, était placée dans des capsules de porcelaine, préalablement tarées. A ce liquide était joint l'éther provenant du lavage des récipients dans lesquels avait eu lieu l'épuisement.

Ces capsules étaient ensuite déposées sur un bain-marie flottant, pour évaporer complètement l'éther : ce bain-marie était réglé à une température inférieure à 35°, afin d'éviter l'ébullition du liquide, et par suite les projections du corps gras, dont la dessication était terminée dans une étuve réglée à 100°. Après quoi, les capsules mises à refroidir, sous un exsiccateur, étaient pesées, et la différence de poids multipliée par 100, donnait la quantité de beurre pour 1.000 de lait.

Ce procédé, tout en comportant la précision de l'analyse pondérale, répondait merveilleusement aux nécessités qu'implique l'analyse simultanée de plusieurs échantillons de lait. C'est principalement à la traite du soir que je prélevais les laits à examiner. Il était donc nécessaire de mettre en route, en quelques heures, tous les différents dosages que comporte l'analyse ; et pendant l'été surtout, afin d'éviter toute altération du produit. Ces filtres, renfermant le coagulum, égouttaient et séchaient du soir au lendemain ; il ne restait plus qu'à les épuiser.

Les résultats obtenus ont, d'ailleurs été très concordants. C'est ainsi que des laits de mélange, les plus constants dans leur composition, provenant d'une même ferme, et pris à une même époque de l'année, ont donné successivement comme teneur en corps gras :

2 Juillet		4 Juillet	
Echantillon n° 1.....	37 gr. 40	Echantillon n° 1.....	41 gr. 80
— n° 2.....	43 — 50	— n° 2.....	41 — 36
— n° 3.....	41 — 60	— n° 3....	41 — 80
— n° 4.....	40 — 70	— n° 4.....	41 — 70

Il était nécessaire, pour le dosage du beurre, de recourir à une méthode rigoureuse, ce corps étant l'élément dont le rôle est le plus important. Son poids à lui seul permet de calculer l'écrémage d'un lait non mouillé ; il est aussi le produit le plus variable dans le lait.

Pour me rendre compte des résultats obtenus avec la méthode pondérale et les méthodes volumétriques, j'ai fait l'analyse de trois échantillons de lait, en dosant la matière grasse, successivement par la méthode d'Adam, de Marchand et l'appareil de Gerber, en usage dans la plupart des laiteries. Les résultats sont comparés avec ceux obtenus par pesées dans le tableau suivant :

(V. Tableau méthodes, p. I.)

Les méthodes volumétriques m'ont donné des résultats plus faibles que la méthode du Laboratoire municipal. Ces résultats ont été contrôlés deux fois. J'attire particulièrement l'attention sur ce fait, non encore signalé : le procédé Marchand ne peut s'appliquer au lait formolé ; dans ce dernier, la caséine devient insoluble, englobe la matière grasse, qui ne peut atteindre la partie supérieure du liquide, et la lecture sur l'appareil devient impossible. On sait que ce procédé consiste à introduire dans un butyromètre spécial, 10 c. c. de lait, 2 gouttes de soude à 30 0/0, 10 c. c. d'éther et 10 c. c. d'alcool à 86°. On mélange lentement et on place le butyromètre dans un bain porté à 45° environ. La matière grasse se sépare à la partie supérieure du tube, on fait la lecture à 20°. Chaque division représente 2 gr. 33 de beurre pour 1.000 de lait. La constante à ajouter au résultat est 12.60.

La modification de ce procédé consiste à employer un mélange éthéroalcoolique ammoniacal composé de :

Alcool à 90°	500 c. m. c.
Ether lavé et séché. . .	500 c. c.
Ammoniaque (D = 0,920).	5 c. c.

Aux 10 c. c. de lait placés dans le butyromètre, on ajoute 20 c. c. de cette solution. La constante, dans ce procédé, n'est plus 12.60, mais 10.10 ; la quantité de beurre par litre sera donc :

$$10.10 + n \times 2 \text{ gr. } 33$$

Cette dernière méthode est applicable au lait formolé ; la séparation de la matière grasse se fait très rapidement ; le résultat obtenu est un peu plus faible qu'avec le lait naturel. Il y aura donc lieu, toutes les fois que l'on se proposera de doser le beurre par le procédé Marchand, de rechercher le formol dans ce lait. Si le lait est formolé, l'ancien procédé ne donnera aucun résultat, et le chiffre obtenu sera un peu faible, en suivant la modification indiquée.

On sait, d'autre part, que le lait bouilli, ou chargé de bicarbonate de soude, ne se prête pas non plus à l'analyse par cette méthode.

Lactose

Le dosage du lactose dans le lait peut s'effectuer en utilisant les propriétés réductrices ou les propriétés optiques du sucre de lait. J'ai effectué ce dosage au moyen du polarimètre.

On sait que tous les laits ne peuvent se prêter à cette observation, Le lait de femme, d'ânesse, de jument, renferme des produits lévogyres (femme) ou dextrogyres (ânesse et jument) dont l'action s'ajoute algébriquement à celle du lactose (1). Il n'en est pas de même pour les laits de vache, de chèvre, de brebis, à condition de ne pas

(1) Denigès. *Contribution à l'étude des lactoses.* Th. Ph., Paris, 1892.

employer pour la défécation du sérum, le sous-acétate de plomb. Au moyen de ce réactif, la précipitation de la caséine est incomplète, cette substance étant lévogyre, agit en sens inverse du lactose, et le nombre trouvé est toujours trop faible. Il peut, dit M. Lajoux (1), suivant les échantillons, être trop faible de 2 à 5 grammes.

Le choix d'un réactif précipitant complètement la matière albuminoïde s'impose donc ; plusieurs remplissent cette condition. Le nitrate acide de mercure, proposé en 1874 par Esbach, et recommandé par Patein dans une communication faite à la Société de Pharmacie (2). Ce réactif s'ajoute au lait dans la proportion de 10 0/0. La déviation obtenue doit être augmentée de 1/10 pour tenir compte de l'addition du réactif.

L'acide phosphotungstique (3), l'acétate mercurique, l'iodure de potassium et de mercure, acidulé par l'acide acétique, remplissent le même but. J'ai employé le réactif acétopicrique d'Esbach en suivant la méthode de Thibaut (4). Elle consiste à coaguler le lait, en mélangeant volumes égaux de lait et de réactif acétopicrique, dont voici la formule :

Acide picrique. . . . . 10 gr.
Acide acétique. . . . . 25 gr.
Eau. Q. S. pour 1.000 c c.

Ce mélange agité est filtré et donne du premier jet une liqueur d'un brillant parfait. La couleur jaune de la solu-

---

(1) Lajoux. *La question du lait, mouillage et écrémage*. Reims. 1904, p. 23.
(2) *Journal de Ph. et Ch.*, t. XV, p. 505.
(3) G. Simon. Albuminoïdes du lait. *Bull. Sc. Ph.*, 1902, p. 27.
(4) *Journal Ph. et Ch.*, 1893, p. 413.

tion se prête fort bien à l'examen polarimétrique en laissant passer intégralement à la lumière monochromatique du sodium. Ces examens ont été faits au tube de 20 c^{tm}. Le lactose a toujours été calculé à l'état anhydre, puisque c'est sous cette forme qu'il existe dans le lait (1). La lecture se faisait en degrés saccharimétriques. 1° saccharimétrique = 1 gr. 96 de lactose anhydre.

$n \times 1.96 \times 2 =$ lactose anhydre pour 1.000 de sérum.

Ce résultat, on le voit, donne la teneur en lactose, d'un litre de petit lait, et non celle d'un litre du lait lui-même. Il reste une correction à faire (2), plusieurs méthodes peuvent être employées.

Méthode de Poggiale. — Elle consiste à admettre 923 grammes de petit-lait par 1.000 gr. de lait de bonne qualité. Le résultat n'est donc plus exact pour les laits très riches ou très pauvres. Elle donne avec les laits moyens (40 à 50 gr. de lactose) une correction de 3 gr. 06 à 3 gr. 85. Cette correction est celle que j'ai trouvée le plus souvent, le minimum étant de 2 gr., le maximum de 4 gr. L'approximation pour les laits moyens est donc assez grande.

Méthode d'Esbach. — Soit D. la densité du lait considéré ; π l'extrait sec ; *p*. le poids de lactose anhydre pour 1.000 de sérum.

1° On calcule l'eau que contient 1 litre du lait examiné.

$$\text{Eau} = D - \pi = Q$$

2° On calcule l'eau de un litre de petit lait, renfermant *p* de lactose anhydre, en considérant que le volume oc-

(1) Denigès. *Contribution à l'étude des lactoses.*

(2 Patein. Communication Soc. Ph. *Jour. Ph. et Ch.*, t. XV, p. 505.

cupé dans une solution par 1 gr. de lactose anhydre est de 0 c. c. 605.

$$E = 1.000 - 0.605 \times p \quad \text{soit } E$$

Le sérum est considéré comme formé d'eau et de sucre en volumes.

Si dans E se trouvent p de lactose

$$\text{» Q »} \qquad \frac{p \times Q}{E} \text{ ou } \frac{p\,(D - \pi)}{1000 - 0{,}605\,p} = p'$$

p' = lactose anhydre de 1 litre de lait.

Telle est la formule de correction que j'ai toujours employée. Cette correction variait de 2 à 4 gr., mais se trouvait être la plupart du temps de 3 gr.

Méthode de Patein. — Cette dernière est la meilleure, elle n'a que l'inconvénient d'exiger la préparation d'une seconde liqueur et un second examen polarimétrique pour chaque échantillon, ce qui en complique l'exécution, et peut, comme nous le verrons, introduire des causes d'erreur. Plusieurs ouvrages exposent cette méthode, mais d'une manière si succincte qu'il est difficile d'en suivre les calculs. Je ne crois pas inutile d'en donner l'explication en détails :

« On prend 40 c. c. de lait, 40 c. c. de réactif acétopicrique ; le volume total est double, il faut donc multiplier par 2 le résultat. Cependant, ce résultat demande une correction, car le volume du précipité séparé par le filtre n'est pas nul ; en réalité, on n'a pas 40 + 40 = 80 c. c. de sérum, mais (80 — y) c. c. y. représentant le volume du coagulum. Le raisonnement suivant peut s'appliquer dans tous les cas où il faut tenir compte du volume du coagulum.

Soit D, la déviation observée avec le sérum obtenu en mélangeant 40 c. c. de lait et 40 c. c. de réactif. V, le volume du sérum ; y, celui du coagulum de 40 c. c. de lait.

Calculons la déviation, comme si on l'obtenait directement avec les 40 c. c. de lait :

Si V était réduit à 1 c. c., le liquide, plus concentré, donnerait une déviation Δ = V fois >,

soit $\Delta = DV$.

En l'amenant au volume du lait, soit 40 c. c., elle serait (1) $\Delta = \frac{DV}{40}$ ou $D \times \frac{V}{40}$ = déviation propre du lait entier, qu'il nous faut calculer.

Pour cela, faisant une seconde lecture D', avec 40 c. c. de lait, 40 c. c. de réactif, 80 c. c. d'eau. — Dans le premier cas, le volume du sérum sera

$$(2)\ V = 40 + 40 - y = (80 - y)$$

Dans la deuxième opération

$$40 + 40 + 80 - y = 160 - y$$

Les déviations étant en raison inverse des volumes, on a :

$$\frac{D}{D'} = \frac{160 - y}{80 - y}$$

$$D\,(80 - y) = D'\,(160 - y)$$

$$D\,80 - Dy = 160\,D' - D'y \text{ ou encore :}$$

$$80\,(D - 2\,D') = y\,(D - D')$$

$$(3)\ y = 80\,\frac{D - 2\,D'}{D - D'}$$

remplaçons dans (2) y par sa valeur, nous avons :

$$V = 80 - 80\left(\frac{D - 2D'}{D - D'}\right) = \frac{80D - 80D' - 80D + 160D'}{D - D'}$$

$$= 80\frac{D'}{D - D'}$$

Si maintenant dans (1) qui représente la déviation propre de 40 c. c. de lait, nous remplaçons V par sa valeur en (3) nous aurons :

$$\Delta = D \times \frac{V}{40} = D \times \frac{80}{40} \times \frac{D'}{(D - D')}$$

$$\Delta = \frac{D}{40} \times \frac{80\,D'}{(D - D')} = \frac{80\,DD'}{40\,(D - D')} = \frac{2\,DD'}{(D - D')}$$

Telle est la déviation réelle que donnerait le lait pur, si on pouvait l'examiner directement au polarimètre. Cette méthode est tout à fait générale.

Théoriquement, comme je l'ai dit, cette méthode est la plus exacte, mais, en pratique, elle est d'une exécution très délicate ; une erreur considérable peut provenir de l'examen polarimétrique des deux solutions, et cette erreur sera d'autant plus grande qu'elle portera uniquement sur l'examen de la solution diluée.

En effet, il est facile de faire au polarimètre une erreur de deux dixièmes de degré saccharimétrique dans l'appréciation des teintes. Or, cette erreur, comme je vais le montrer, suffit pour introduire dans la correction, 2 gr. 27 à 3 gr. 06 de lactose en plus, suivant que l'erreur a été commise sur les deux solutions à la fois, ou sur la seconde seulement. L'expérience suivante démontre le fait.

Un échantillon de lait, de densité 1.036 et donnant 128.20 d'extrait sec par litre, donne au polarimètre en suivant la méthode de Thibaut, une déviation de 13°, saccharimétriques, ce qui correspond à 50 gr. 96 de lactose anhydre sans correction, c'est-à-dire pour un litre de sérum.

Appliquons, pour ramener à un litre de lait, la méthode d'Esbach, que j'ai toujours suivie :

$$\frac{p\,(D - \pi)}{1000 - 0{,}605\,p} = \frac{50{,}96\,(1036 - 128{,}20)}{1000 - 0{,}605 \times 50{,}96} = 47 \text{ gr. } 73 \text{ de}$$

lactose anhydre pour un litre de lait.

Avec la méthode de Patein, nous avons

$$\frac{2\,(D\,D')}{(D - D')} \qquad D = 13^{\circ} \quad D' = 6^{\circ},3$$

$$\frac{2\,(13 \times 6{,}3)}{13 - 6{,}3} = 47 \text{ gr. } 90$$ lactose anhydre pour un litre de lait.

Dans ce cas, les résultats fournis par ces deux méhodes concordent à 0 gr. 17 près. C'est là toute l'approximation que l'on puisse désirer. Je ferai remarquer, que, pour cet exemple encore, la méthode d'Esbach indique une correction de 3 gr. 23, chiffre habituellement trouvé, et voisin aussi de la correction à faire en suivant la méthode de Poggiale.

Supposons maintenant, qu'en suivant la méthode d'Esbach, nous eussions fait une erreur de lecture de 2 dixièmes de degrés saccharimétriques en plus, c'est-à-dire 13°2 au lieu de 13°, nous trouvons dans ce cas, au lieu de 47 gr. 73, un chiffre de 48 gr. 48, toute correction faite. Ce qui nous fait une différence de 0 gr. 75 centig.

Avec la méthode de Patein, on a trouvé 47 gr. 90 ; si nous faisons dans la lecture la même erreur de 2 dixièmes de division en plus, et sur chaque solution, c'est-à-dire 13°2 au lieu de 13° et 6°5 au lieu de 6°3, nous avons...

50 gr. 17 au lieu de 47.90, c'est-à-dire 2 gr. 27 d'écart avec le premier chiffre trouvé.

Si cette erreur de 2 dixièmes ne porte que sur D', que nous trouvions 13° et 6°5, le résultat sera 50 gr. 96, c'est-à-dire un écart de 3 gr. 06 avec le chiffre trouvé primitivement.

Cette méthode présente donc des causes d'erreurs assez grandes, faciles à commettre, et je lui préfère la méthode d'Esbach.

Albuminoïdes

Pour Duclaux, il n'existerait dans le lait qu'une seule matière albuminoïde : la caséine. Elle s'y trouverait à l'état solide, et à l'état colloïdal ; c'est pourquoi le lait coagulé à froid par l'acide acétique laisse passer dans le filtratum, une matière albuminoïde, qui ne précipite de ce liquide que par la chaleur. Le poids de ce précipité (lactalbumine) ajouté à celui de la matière caséeuse, obtenue du coagulum primitif, après son épuisement par l'éther, donne le poids de la caséine totale du lait.

Telle était primitivement la méthode du Laboratoire municipal pour le dosage de la caséine dans le lait. Aujourd'hui, ce dosage est effectué par différence. Le Laboratoire de Reims suit cette méthode, que j'ai de même adoptée.

« Duclaux (1), si difficile dans le choix des méthodes d'analyse, lui qui dénigrait les méthodes par différence, en

---

(1) Examen physique et chimique du lait, par Paul Adam ; *Recueil de médecine vétérinaire d'Alfort*, t. LXXXIII, n° 18, 1906.

arrive à déterminer ce qu'il appelle la caséine, uniquement par soustraction.... On a proposé beaucoup de méthodes pour le dosage respectif et direct des différentes matières albuminoïdes, mais aucune n'est satisfaisante. Nous ne connaissons pas suffisamment les propriétés individuelles de ces diverses substances, pour parvenir à les isoler, ou plutôt peut-être ces propriétés ne sont-elles pas assez distinctes pour permettre une séparation entre des corps, qui n'offrent vraiment pas de caractères spécifiques. Il s'ensuit qu'on ne connaît pas de réactifs précipitant sûrement et exclusivement tel ou tel groupe de matières albuminoïdes ; bien plus, nous ne connaissons même pas de procédé parfait pour isoler en bloc l'ensemble de ces substances.

La méthode de J. Roux (1) est longue, mais la plus exacte. Elle consiste à précipiter la caséine par l'acide trichloracétique en présence de trichloracétate d'ammoniaque. On utilise pour cet usage la liqueur ammoniacale, provenant du dosage du beurre par le procédé Adam. Or, ce procédé ne donne avec la méthode par différence que des écarts maximum de 1 gr. (2). On sait que, par cette méthode, la caséine est obtenue en retranchant du poids de l'extrait sec, la somme des poids du beurre, du lactose anhydre et des cendres.

« Ce beurre, par les méthodes pondérales, peut être dosé à un millième près. L'extrait peut donner une erreur de 0 gr. 10 à 0 gr. 20 pour 1.000. Le lactose, 0 gr. 20 pour 1.000. Dans un lait très acide, il y aurait lieu de doser l'acide lactique » (3).

Les résultats obtenus sont donc très approchés.

---

(1) J. Roux. Dosage de la caséine dans le lait de vache. *Bull. Soc. Ph.*, Bordeaux, 1891.

(2) Lajoux. *La question du lait*, Reims, 1904, p. 25.

(3) Idem, *ibid.*

Crèmométrie

Bien que les données fournies par cet examen soient des plus inconstantes, j'ai cru bon cependant de ne pas les négliger. J'ai noté, au moyen du crémomètre de Chevalier, la quantité de crème fournie par chacun des échantillons de lait analysé. Le lait rendu homogène par agitation, était versé dans l'éprouvette jusqu'à la graduation o, et laissé 24 heures au repos, à la température du laboratoire, environ + 15°. La lecture directe donnait le pour cent en crème. Pendant les fortes chaleurs, il m'était devenu impossible d'utiliser le crémomètre. Au bout de très peu de temps le lait s'y trouvait coagulé, et la crème, emprisonnée dans le coagulum, ne montait plus. J'ai essayé d'additionner le lait de bicarbonate de soude, mais les bulles d'acide carbonique, qui se formaient, se rassemblaient dans la couche de crème, rendant toute lecture impossible. J'ai dû employer le formol ; 3 gouttes de ce produit dans chaque éprouvette, m'ont permis, pendant toute la saison d'été d'utiliser la crémométrie.

Méthodes physiques

La composition variable des laits naturels, et, par suite, l'incertitude des données fournies par l'analyse chimique, amenèrent les savants à la recherche d'autres méthodes, plus constantes dans leurs résultats ; c'est sur certaines propriétés physiques du lait que sont basés ces nouveaux moyens d'investigation.

La densimétrie préconisée dès le début, à cause même de la rapidité de son exécution, ne servit plus dans la suite que de contrôle à l'analyse chimique ; la seule densité du lait, ou de son lacto-sérum, ne permettant en aucune façon de se prononcer sur la valeur d'un lait. Nous ne passerons pas en revue les divers appareils construits dans ce but ; ce sont des aréomètres, dont la graduation seule varie.

Certains pèse-lait thermiques, de Pinchon, de Pellet, thermo-lactomètre de Launay, contiennent un thermomètre à mercure, et le principe de ces appareils est basé sur l'observation des différences que présentent les densités d'un même lait, prises à froid ou prises à chaud. « Car, en effet (1), le coefficient de dilatation d'un lait pur et d'un lait mouillé n'est pas le même ; et un lait écrémé et mouillé, qui aurait à la température de 15° une densité normale, se dilatera d'une façon sensiblement différente de celle d'un lait pur de même densité ; et à une température plus élevée, de 40° à 50°, par exemple, les indications de l'appareil ne concorderont plus. »

Ces pèse-lait thermiques offrent toutes les inexactitudes des procédés densimétriques directs.

Le lacto-densimètre de Bouchardat et Quevenne donne directement la densité vraie du lait. C'est encore l'instrument le plus usité aujourd'hui. Il permet, en cherchant la densité du lait, du lactosérum préparé d'une façon spéciale (2), de calculer, en connaissant le volume

---

(1) Cotherau. *Th. Ph.*, Paris, 1905, p. 13.
(2) Quesneville. *Monitr. Sc.*, liv. 510, juin 1884, p. 531.

de la crème fournie par ce lait, le mouillage d'une façon très approximative.

L'opacité variable du lait a servi de moyen de contrôle pour reconnaître sa pureté ; les lactoscopes de Donné, de Vogel, de Feser, ainsi que plusieurs pioscopes et butyroscopes, ont été construits pour cet usage. Ces appareils sont utiles pour éveiller l'attention d'un expert, au même titre que la simple prise de densité.

En 1904, M. Meillère (1) indiquait un procédé fondé sur la mesure de la tension superficielle du lait, faite en comptant le nombre de gouttes fournies par le compte-goutte de Duclaux ou de Yvon, d'une contenance de 5 c. c. Le lait écrémé donne par 5 c. c. de 137 à 139 gouttes à 15°.

MM. Imbert et Ducros (2) ont expérimenté cette méthode, et trouvent comme résultat minimum 126 gouttes, maximum 142 gouttes. Entre le lait moyen et celui de fin de traite se trouve un écart de 16 gouttes.

La même année, le docteur Bogdan (3) indiquait une autre méthode de contrôle du lait, fournie par la viscosimétrie, ou mesure du coefficient de viscosité du lait, faite à l'aide du dispositif d'Ostwald *à large capillaire*, pour faciliter l'écoulement du liquide.

M. Micault (4) propose également cette méthode, dont le principe repose sur la durée du passage d'un volume déterminé de liquide dans un tube capillaire de longueur donnée. D'après Bogdan, ce coefficient diminue sensible-

---

(1) *J. Ph. et Ch.*. 1904, t. 19, p. 572.
(2) *Bull. Sc. Ph.*, t. 12. p. 65, 1905.
(3) *Bulletinul Asociatunei farmaceutice diss Romania*. p. 176, 1904.
(4) *Ann. Ch. Analyt.*, mars 1904.

ment par l'écremage ; la dilution du lait diminue aussi la valeur de ce coefficient. L'auteur étudie en ce moment comment se comporte le lait écrémé et mouillé à la fois (1).

Dans un compte rendu de l'Académie des sciences (2), MM. Lesage et Dongier indiquaient que la résistance électrique des liquides peut être utilisée pour l'étude de la fermentation lactique et du mouillage d'un lait ; les mesures sont faites avec le pont de Kohlrausch, ou le téléphone à double enroulement. Ces mesures, faites sur des laits d'origine connue, ont donné comme limites extrêmes 235 à 265 ω. Le lait d'une vache observée journellement a, pendant quatre mois, varié dans les limites étroites de 245 ω à 265 ω.

Le mouillage augmente la résistivité de 15 à 20 ω pour 1/10, 65 à 70 ω pour 1/3, et 73 à 100 ω pour 1/2.

Peterson (3) donne comme résistance moyenne de laits individuels purs : 231,64 ω à + 15°, maximum 304, et minimum 186.

Ces derniers procédés, encore à l'étude, ne peuvent actuellement offrir de données certaines. La complication de l'appareil que nécessite la mesure de la résistivité du lait, et son prix élevé, ne permettent pas encore son application générale.

Je me suis borné à compléter l'analyse chimique par la réfractométrie et la cryoscopie.

La densité de tous les échantillons que j'ai examinés a été prise au moyen de la balance hydrostatique.

---

(1) *J. Ph. et Ch.*, t. XXI, p. 321, 1905.
(2) 10 mars 1902.
(3) *Dissertation inaugurale de Kiel*, 1904.

Réfractométrie

Ce sont MM. Villiers et Bertault (1) qui ont, les premiers, songé à appliquer à l'analyse du lait la méthode réfractométrique. Elle repose sur l'examen du pouvoir réfringeant du petit-lait. Voici, d'après ces auteurs, le procédé à suivre : « Le petit-lait devant servir aux essais est préparé, en ajoutant à un volume déterminé de lait, un demi-volume d'acide acétique dilué à 1 o/o, et portant le mélange un instant à l'ébullition dans un ballon muni d'un réfrigérant ascendant. Après complet refroidissement, le liquide est filtré, et le petit-lait examiné à l'oléo-réfractomètre de Ferdinand Jean et Amagat. »

Le zéro de l'appareil correspond à la déviation normale d'une huile type.

La mise au zéro de l'appareil peut être faite à l'aide d'un liquide quelconque, mis dans la cuve intérieure et le cylindre central ; le liquide employé dans le cas du petit-lait est l'eau distillée. Pour déterminer la déviation du petit-lait à l'aide de cet appareil, MM. Villiers et Bertault commencent par observer la déviation de l'eau distillée, la cuve intérieure et la cuve moyenne étant remplies d'eau.

Puis ils évaluent celle correspondant à l'acide acétique dilué à 1 o/o, employé pour la préparation du petit-lait. Enfin, ils déterminent la déviation du petit-lait lui-même.

« Les résultats, disent les auteurs, correspondent aux

(1) *Bull. Soc. Ch.*, t. XIX, p. 305, 1898.

substances dissoutes dans le petit-lait non dilué, et sont obtenus en retranchant du résultat fourni par le petit-lait dilué avec l'acide acétique étendu, le tiers de la différence, entre le nombre de divisions donné par l'acide acétique étendu et par l'eau pure ; on retranche en outre le nombre correspondant à l'eau pure, et l'on ajoute enfin la moitié du nombre obtenu. »

Soit 11,5 divisions dans le cas de l'eau distillée ;
15 divisions avec l'acide acétique dilué à 1 o/o.
41 divisions avec le petit-lait.

On a, d'après les auteurs :

$$41 - \frac{15 - 11,5}{3} - 11,5 = 28,3$$

$$28,3 + \frac{28,3}{2} = 42^{\circ},45 \text{ déviation du petit lait.}$$

Ce calcul, comme le fait remarquer Ducros (1), peut être abrégé si, au lieu de laisser l'appareil réglé au zéro, qui correspond à la déviation normale de l'huile type, on le règle au zéro de la division supérieure avec l'eau distillée dans les cuves intérieures et extérieures, et si l'on fait une solution d'acide acétique ayant une déviation égale à trois divisions, ce qui correspond précisément à une dilution à 1 o/o. Il ne reste alors, à chaque examen, qu'une seule opération à faire : l'appareil contenant toujours de l'eau distillée, dans la cuve intérieure, il suffit de placer le petit-lait préparé avec l'acide acétique de déviation = 3°, dans la cuve centrale et de faire la lecture.

---

(1) *Th. Ph.*, Montpellier, 1905, p. 29.

Soit R' la déviation lue. R la déviation vraie du petit-lait étendu de 1/2 volume d'eau sera alors :

$$R' - \frac{(3-0)}{3} - 0 = (R' - 1)$$

Pour obtenir la déviation propre au petit-lait pur, il faudra donc augmenter celle-ci de moitié, soit :

$$R = (R' - 1) + \frac{(R' - 1)}{2} \text{ ou } \frac{3}{2}(R' - 1).$$

C'est à cette dernière formule que je me suis adressé pour faire le calcul de la déviation. Le zéro de l'appareil correspondant à la déviation de l'eau distillée.

La préparation du petit-lait offre quelques difficultés, qu'il est bon d'examiner.

Lorsqu'on chauffe le mélange dans le ballon muni du réfrigérant ascendant, l'ébullition est très irrégulière, et, pour éviter les soubresauts, il faut agiter continuellement le liquide pendant l'opération. On laisse monter la mousse qui se produit deux ou trois fois, et l'opération est terminée. On laisse refroidir, sous le réfrigérant, pour éviter la concentration du liquide par évaporation, et on filtre.

Le petit-lait obtenu n'est jamais clair. Les filtrations répétées ne produisent, avec certains laits, aucune amélioration dans la transparence du liquide, et la lecture au réfractomètre devient très difficile. Ce phénomène se produit souvent avec les laits riches. Les laits moyens donnent un liquide légèrement trouble, mais qui permet néanmoins leur observation. Les laits mouillés, même à

10 0/0, donnent des liqueurs parfaitement limpides dès la première filtration.

J'ai cherché un procédé permettant de clarifier ces petits-laits troubles, tout en ne modifiant pas leur indice de réfraction. L'emploi du kaolin m'a paru remplir ce but.

Si dans chaque vase renfermant le petit-lait, préparé et refroidi, on ajoute 0 gr. 50 à 1 gr. de kaolin, que l'on agite le tout et jette ensuite sur filtre, on obtient, dès la première filtration, un liquide d'un brillant parfait, et cela se produit avec tous les laits, même les plus rebelles à la clarification ; on a l'avantage, de cette façon, non seulement de réaliser une grande économie de temps, en obtenant du premier jet un petit-lait très limpide, mais aussi d'examiner des liquides toujours identiques et par suite comparables.

Je me suis assuré que le kaolin n'influait en rien, ni sur l'eau distillée, ni sur la solution acétique en usage dans cette méthode. Employé à la dose indiquée, sur des petits-laits dont les déviations étaient respectivement égales à 27°, 26°5, 25° et 25°, il n'a produit aucun changement sur leur indice de réfraction, qui est toujours resté le même.

Cependant, en soumettant à quatre filtrations successives, accompagnées chaque fois d'une nouvelle addition de 2 gr. de kaolin, un petit-lait de déviation égale à 27°, la liqueur s'était complètement décolorée, et la déviation s'était ainsi abaissée de 1/2 degré ; ce qui montre la nécessité d'opérer avec 0 gr. 50 à 1 gr. de kaolin et une seule filtration, qui suffit toujours, et n'altère nullement la déviation.

Le trouble de ces petits-laits est dû à des matières albuminoïdes en suspension dans le liquide, dans un état de division extrême ; or, ces matières influent sur la déviation, et plus un petit-lait nécessite de filtrations pour son examen réfractométrique, plus son indice de réfraction baisse. Il y a donc avantage à obtenir un liquide limpide et à pouvoir réfringeant constant.

Je me suis toujours servi de la méthode de Villiers, sans utiliser le kaolin, afin de me placer dans les mêmes conditions d'expérience et d'obtenir des résultats comparables avec ceux publiés par cet auteur.

J'ai de même observé que la déviation n'était pas influencée par la température, à condition que cette température soit la même pour l'eau du réfractomètre et le petit-lait de sa cuve centrale. J'ai élevé la température de l'appareil jusqu'à 46°, et la déviation est demeurée constante.

Si le liquide de la cuve centrale est plus chaud que celui de la cuve extérieure, la déviation est diminuée ; elle est augmentée dans le cas contraire, d'où nécessité, avant de faire la lecture, d'attendre que les deux cuves de l'appareil soient à la même température.

Cryoscopie

Lorsqu'on dissout une ou plusieurs substances salines dans un liquide, le point de congélation de ce liquide est abaissé, et cet abaissement augmente avec la quantité de matières dissoutes. Les solutions de concentrations moléculaires égales ont même point de congélation ; or, en 1895, Winter (1) établit que le sérum sanguin et le lait sont équimoléculaires, et, par le fait, ont un même point de congélation égal — 0°55. Le point de congélation des liquides de l'économie est sensiblement constant et ne varie que si le liquide subit une altération profonde dans sa composition. Winter utilisa cette propriété pour la recherche de la pureté du lait et l'évaluation de son mouillage.

Peu avant Winter, Beckmann (2) avait reconnu ce fait et donnait comme point de congélation : — 0°54 pour les laits d'été, et — 0°58 pour les laits d'hiver.

Un an plus tard, Hambürger (3) donnait comme moyenne : — 0°561. Les travaux de Winter ont été publiés dans quatre mémoires des archives de physiologie (janvier, avril, juillet 1896) et dans une note présentée à la Société de biologie de Paris le 17 juin 1896. La conclusion indiquait que : Tout lait alimentaire non suspect ne devait, au cryoscope, s'écarter que de un ou deux centièmes de son axe d'oscillation, qui est : — 0°55.

Ces résultats furent vivement critiqués par MM. Bordas et Génin (4) ; ces auteurs donnaient : — 0°52 pour 22 laits ; — 0°53 pour 11, et — 0°44 à — 0°56 pour 17 autres.

Après de nouvelles recherches, Winter maintint ses premières conclusions, et MM. Bordas et Génin reprirent leurs expériences dans le laboratoire de M. Lippmann,

---

(1) Académie des Sciences, 11 novembre 1895, t. CXXI, p. 696.

(2) octobre 1895.

(3) *Chemischer Centralblatt.*

(4) Note présentée à l'Académie des Sciences par d'Arsonval, 31 août 1896.

avec le concours de M. Ponsot. Ces auteurs trouvèrent, toutes corrections faites, — 0°52, avec un écart maximum de — 0°017.

Winter (1) conclut que ces derniers résultats confirment les siens. « J'ai signalé, dit-il, la possibilité d'écarts maximum de 0°,02 à partir d'une base fixée. J'ai indiqué — 0°555 comme température de congélation, sans corrections. Hambürger trouva la même valeur. Bordas et Génin trouvent — 0°,52, toutes corrections faites. »

Parmentier (2) confirme les résultats de Winter ; son travail, très étendu, établit que les points cryoscopiques les plus souvent trouvés sont : — 0°55 ou — 0°56, quelquefois — 0°54 et — 0°57 ; il fait des remarques sur les variations du Δ, avec les laits fermentés, les laits pathologiques, et reconnaît que les laits écrémés ont même point de congélation que le lait intégral.

MM. Nencki et Podézaki (3) donnent comme limites : — 0°55 à — 0°57.

Desmoulières (4) donne — 0°55 à — 0°57, et indique des solutions isotoniques capables de ramener à — 0°55 le Δ de laits mouillés.

Léon Bernard (5) prétend que les Δ varient d'un échantillon à l'autre, — 0°52 à — 0°56, cela parce que les différents auteurs n'ont pas opéré dans les mêmes conditions.

---

(1) *Compt. rend. Acad. Sc.*, 5 avril 1897. *Revue internat. Fals.*, novembre 1903.

(2) *Presse médicale*, 4 mars 1903.

(3) *Ann. Ch. Analyt.*, 1094, p. 275.

(4) *Union Ph.*, 1904, p. 422, et 1905, p. 52.

(5) *Revue de médecine*, 1902.

M. Basset (1) donne, pour les laits de Bordeaux : — 0°58 et — 0°59.

M. Lajoux (2) indique comme moyennes : — 0°55 et — 0°56. Il reconnaît que le Δ ne semble pas varier avec la saison d'hiver ou d'été, bien que les expériences faites à ce sujet n'aient pas été continuées assez longtemps pour être concluantes.

Bien que les divergences dans les résultats obtenus par les différents auteurs soient peu marquées, il est indispensable, avant d'appliquer ce procédé, de faire choix d'un mode opératoire, éliminant autant que possible les erreurs dues à l'expérience.

Ces erreurs tiennent à plusieurs causes : à la construction du cryoscope, au thermomètre, au degré du mélange réfrigérant, à la température ambiante.

L'appareil que j'ai employé pour ces expériences est le cryoscope à éther décrit par Raoult. Je me suis conformé en tous points aux indications de ce savant, pour la disposition de l'appareil. Un agitateur de platine, mû par une turbine facilement réglable, permettait de communiquer au liquide, pendant le refroidissement, une agitation uniforme.

L'évaporation du liquide réfrigérant était produite par l'aspiration de deux trompes, et pouvait être réglée à volonté, pour obtenir un refroidissement constant dans la masse d'éther. Un thermomètre extérieur à l'appareil indiquait la température du laboratoire. Le thermomètre cryoscopique était un thermomètre différentiel de Beck-

---

(1) *Bull. Soc. Ph. de Bordeaux.*
(2) *La question du lait*, Reims, 1904, p. 19.

mann, donnant le centième de degré ; la marche de l'opération était la suivante :

La température du mélange réfrigérant était amenée à — 3° et maintenue constante pendant toute la durée de l'opération. 50 c. c. de lait environ étaient placés dans l'éprouvette cryoscopique, où je plongeais ensuite le thermomètre et l'agitateur, de façon à ce que ce dernier, ainsi que le réservoir à mercure du thermomètre soient complètement immergés dans le liquide cryoscopé. Le tout, soigneusement fermé, était placé dans l'appareil.

Le mercure descendait alors progressivement, tandis que l'agitateur, mis en marche, répartissait dans toute la masse du lait le refroidissement produit par l'éther. Lorsque la colonne de mercure était arrivée à deux ou trois dixièmes de degré au-dessous de — 0°55, je faisais cesser cette courte surfusion, en plongeant rapidement dans l'éprouvette cryoscopique l'extrémité d'un petit agitateur, où se trouvait une goutte d'eau congelée au moyen d'un vaporisateur à éther. Aussitôt, la colonne de mercure remontait, pour s'arrêter en un point qui était immédiatement noté, et représentait le point de congélation du lait examiné.

Avant chaque détermination, le zéro du thermomètre était contrôlé, en prenant le point de congélation de l'eau distillée ; durant toute l'année, le zéro de ce thermomètre a varié de 0°68 à 0°70, c'est-à-dire de 2 centièmes de degré.

J'éliminais ainsi les principales causes d'erreur ; car j'ai remarqué que le Δ variait suivant la différence de température du mélange réfrigérant et de l'éprouvette.

J'ai cryoscopé plusieurs échantillons de lait, en faisant

varier la température du mélange réfrigérant de — 15° à — 3°. Le tableau suivant indique les résultats obtenus :

Echantillons	Cryoscope à Ether	Δ	Mélange Réfrigérant	Δ
I	— 3°	— 0°,51	— 15°	— 0°,50
II	— 3° — 4° — 4°,5	— 0°,51	— 7° — 9°	— 0°,505
III	— 3° — 2° — 3°	— 0°,515	— 15° — 15° — 15°	— 0°,505
IV	— 4° — 2°,5 — 3° — 2°,5 — 3° — 3°	— 0°,51 — 0°,51 — 0°,51 — 0°,51 — 0°,515 — 0°,51	— 15° — 15° — 15° — 15° — 10° — 9°	— 0°,505 — 0°,51 — 0°,505 — 0°,505 — 0°,515 — 0°,515
V	— 2° — 2°,5	— 0°,525 — 0°,53	— 14° — 15°	— 0°,52 — 0°,525
VI	— 2° — 2°,5 — 2° — 2° — 2° — 2°,5 — 2° — 2°	— 0°,52 — 0°,515 — 0°,515 — 0°,515 — 0°,515 — 0°,52 — 0°,515 — 0°,52	— 6° — 5° — 7° — 15°	— 0°,515 — 0°,515 — 0°,515 — 0°,505

Ces expériences semblent montrer que le Δ reste à peu près constant quand la température du mélange réfrigérant est comprise entre — 2° et — 7° ; mais lorsque cette température se rapproche de — 15°, le Δ se rapproche de zéro de un demi à un centième de degré. Pendant ces expériences, la température du laboratoire variait de + 15° à + 20°. On remarquera également la constance des données fournies par le cryoscope à éther, en se tenant dans les conditions d'expériences indiquées.

J'ai fait varier le volume du lait de l'éprouvette ; le résultat, dans tous les cas, a été identique. Raoult recommande cependant d'opérer sur un volume d'environ 50 c. c. de liquide, et Winter regarde ce fait comme une condition essentielle.

J'ai voulu me rendre compte de l'influence de la surfusion sur Δ. Or, un même lait, dont Δ était égal à — 0°535, avec une surfusion de 1/10 de degré 1/2, était toujours — 0°535, avec une surfusion de 1 degré 4 dixièmes. Je n'ai jamais remarqué de différence appréciable en pratique.

« Les corrections indiquées par MM. Bordas et Génin (1), relatives à la pression atmosphérique et à la concentration, sont inutiles en pratique. »

L'erreur la plus importante est causée par la variation du zéro du thermomètre.

Cette variation se produit sous l'action de la température ambiante, sur la colonne de mercure de cet appareil, dont la ténuité est extrême. Pour vérifier ce fait, j'ai fait l'expérience suivante : Un matin, la température du laboratoire, la même qu'au dehors, était de + 9°. Le soir du même jour, elle a été élevée à 25° et 26°,5. De l'eau distillée a été cryoscopée à ces diverses températures ; la température du laboratoire correspondait à celle indiquée par un thermomètre, fixé le long de la tige du thermomètre métastatique.

---

(1) Winter. *Revue internationale des falsifications.*

Dans ces conditions, le zéro a varié dans les limites indiquées ci-dessous :

Expériences	Température du Laboratoire	Température du Réfrigérant	Surfusion	O du Thermomètre
I	+ 9°	—3 °	1 dixième de degré	3°,68
II	+ 9°	— 3°	3 dixièmes de degré 1/2	3°,68
III	+ 9°	— 3°	6 dixièmes de degré 1/2	3°,68
IV	+ 9°	— 3°	9 dixièmes 1/2	3°,68
V	+ 9°	— 3°	11 dixièmes 1/2	3°,68
I	+ 25°	— 3°	3 dixièmes de degré	3°,698
II	+ 25°,5	— 3°,5	7 dixièmes de degré	3°,70 fort
III	+ 26°	— 3°,5	3 dixièmes de degré	3°,705
IV	+ 26°	— 3°,5	3 dixièmes de degré	3°,705
V	+ 26°,5	— 3°,5	5 dixièmes	3°,705

Le thermomètre cryoscopique mesure 58 centimètres de long ; lorsqu'il est fixé au cryoscope, la partie exposée à la température du laboratoire mesure 39 centimètres; et la colonne de mercure, lorsque le thermomètre est à 0°, mesure environ 19 centimètres.

Aussi, est-il de toute nécessité de vérifier le zéro avant chaque détermination, comme le prouvent les chiffres précédents. En négligeant cette précaution, il est facile de commettre une erreur de deux centièmes de degré, ce qui suffit pour déclarer mouillé à 5,5 o/o un lait dont le Δ réel serait — 0°54.

Eviter, autant que possible, d'opérer à une température supérieure à 15°, sous peine d'obtenir des résultats inconstants, comme ceux que je viens d'exposer. Je considère cette remarque comme essentielle.

En maintenant la température du mélange réfrigérant

à — 3° ; en supprimant, enfin, la surfusion par le moyen que j'ai indiqué, on réunira les seules conditions qu'il soit nécessaire d'observer pour obtenir en pratique les meilleurs résultats.

Il est nécessaire, aussi bien dans l'analyse chimique, que dans l'examen des propriétés physiques du lait, d'opérer toujours dans les mêmes conditions, si l'on veut obtenir des résultats concordants et comparables entre eux. Non seulement il faut s'adresser à une seule méthode pour doser tel ou tel élément, mais la marche suivie dans celle-ci doit toujours être la même. Une méthode déclarée officielle devrait, en conséquence, être imposée à tous les laboratoires chargés d'expertises.

De la préparation des petits-laits, dans l'examen réfractométrique, résultent bien souvent les écarts constatés entre les différents auteurs. On sait qu'un même petit-lait dévie de 46 divisions s'il est préparé à froid ; de 41°,7, préparé à chaud.

Il varie de même, suivant qu'il est obtenu à des dilutions différentes avec l'acide acétique à 1 o/o. Ce phénomène est dû à la quantité variable de matière albuminoïde qui se trouve coagulée pendant l'opération. Si le petit-lait est insuffisamment chauffé, il donnera une déviation trop forte.

Il en est de même pour la cryoscopie. « C'est pour avoir opéré avec un point de surfusion quelconque, non rectifié, dit M. Winter (1), et surtout avec de trop faibles

(1) *Revue internationale des falsifications*, novembre 1903.

quantités de liquide, que beaucoup d'observateurs ont trouvé pour le lait pur des points de congélation variables et assez élevés, jusqu'à — 0°60. » Ces écarts dans les résultats sont très considérables en cryoscopie et en réfractométrie, si le même procédé n'est pas rigoureusement suivi dans chaque expertise.

Aussi, du rapport de M. Bordas (1), sur la réglementation de la vente du lait destiné à l'alimentation, ressort-il le vœu : « De voir mettre à l'ordre du jour du prochain congrès de chimie appliquée, l'unification des méthodes d'analyse du lait. »

---

(1) *J. de Ph. et Ch.*, t. 19, p. 91, 1904.

CHAPITRE DEUXIÈME

Analyses

I

Moyennes établies jusqu'ici

Les moyennes qui servent actuellement de bases à l'interprétation des résultats fournis par l'analyse d'un lait ont été établies par le Conseil d'hygiène publique et de salubrité, et acceptées par le Laboratoire municipal de **Paris**.

Le tableau suivant indique ces moyennes, ainsi que celles établies dans plusieurs régions et localités. J'ai ajouté à ce tableau les résultats que j'ai obtenus avec les laits de Nancy ; ils représentent le total de 89 analyses de laits naturels et une moyenne de l'année entière.

(Voir tableau page II.)

On sait, et ce fait est parfaitement établi aujourd'hui, que de nombreux facteurs influent sur la composition du lait : la race de l'animal qui le fournit, son âge, l'âge du lait; le moment de la traite (matin ou soir) ; au commencement de la traite, le lait est pauvre en matières grasses, que l'on retrouve en plus grande quantité à la fin. L'analyse des laits provenant des quatre pis d'une même vache montre aussi des différences appréciables ; mais la nourriture est le facteur qui entre le plus en ligne de compte dans la composition du lait.

Si des vaches de races différentes, soumises dans une même étable au même régime, donnent des laits individuels de compositions variables, le mélange de ces laits rétablit l'équilibre, et la moyenne de ce mélange devrait être constante durant toute l'année. Or, il n'en est pas ainsi ; car, avec la saison, varie la nourriture. La cryoscopie et la réfractométrie surtout sont particulièrement modifiées : des laits dont Δ pendant l'hiver, était de — o°565, et — o°555, se trouvait être en été — o°545 et — o°54. La déviation réfractométrique de 39°, en hiver, tombait à 37°5 pendant l'été.

C'est pourquoi je ferai suivre l'exposé de mes analyses d'un tableau indiquant les moyennes fournies par les laits d'été et par ceux d'hiver ; cela pour chacune des catégories de laits examinés. Il serait utile, dans une expertise, de se baser sur ces moyennes, afin d'obtenir une approximation plus grande.

Les variations de ces constantes physiques sont moins accentuées avec les laits de mélange ; c'est pourquoi, avec les laits du commerce, résultant en général du mélange de traites nombreuses, il est nécessaire de réduire les limites entre lesquelles oscillent le point de congélation et la déviation des laits individuels.

II

Résultats obtenus avec les laits de vache naturels

Tous les laits de cette catégorie sont d'une authenticité absolue. Ils ont été prélevés devant moi et représentent le lait entier de chaque individu, en ce qui concerne les laits individuels. Quant aux laits de mélange, lorsque le nombre des vaches de l'étable était peu considérable, il était facile d'obtenir chaque fois le mélange du produit de toutes les traites. Dans le cas contraire, il n'était possible de prélever que le mélange d'une partie des traites, et afin d'obtenir une moyenne assez exacte de cette étable, l'opération a dû être renouvelée plusieurs fois.

La prise d'échantillons a toujours été faite à la traite du soir, entre 3 et 4 heures ; l'analyse de tous les éléments était mise en route dès l'arrivée au laboratoire, de même que la détermination du point cryoscopique et la préparation des sérums destinés à l'examen réfractométrique. De cette façon, aucune altération n'était à craindre dans la composition du lait.

Pendant l'été, les flacons d'échantillons étaient maintenus dans un vase, où circulait un courant d'eau, et la température restait fixée vers 12 à 15 degrés.

J'ai résumé dans une série de tableaux les résultats fournis par ces analyses, que j'ai classées par ferme, et par époque de l'année. Ces laits naturels partent du 29 janvier au 26 avril, pour la période d'hiver, et du 15 mai au 4 juillet pour l'été.

Dans ces tableaux figurent également les indications

relatives à la nourriture des vaches en expérience ; à leur race, leur âge, à l'âge du lait. Sans insister sur l'influence bien connue de ces divers facteurs sur la composition du lait, je ferai simplement remarquer qu'en général les constantes physiques sont peu modifiées pour une même saison. Elles sont plus faibles pour les laits d'été et indiquent un sérum moins concentré que pendant l'hiver.

La proportion des matières albuminoïdes parfois, du lactose presque toujours, plus forte à cette époque de l'année, influe par le fait sur la densité, ainsi que sur le point de congélation et la déviation.

Pour saisir les ressemblances ou les différences qui peuvent exister entre le lait d'été et d'hiver, de même qu'entre les laits individuels et de mélanges, observés parallèlement pendant la même saison, il a fallu s'adresser à des laits provenant bien entendu de la même ferme. J'ai dû, par suite, limiter le nombre des étables étudiées. Dans ces tableaux se trouvent des laits très riches, donnant à l'analyse les chiffres maximum de la région ; des laits pauvres donnant le minimum y figurent de même. L'ensemble de ces laits a été suivi toute l'année ; de telle sorte que, tout en produisant ce que peuvent donner les laits naturels de la région de Nancy, ces tableaux indiqueront les variations des laits individuels pendant les diverses périodes de l'année, ainsi que l'analyse du mélange de ces mêmes laits, dont la composition est beaucoup plus constante.

Je ferai remarquer à chaque tableau les faits intéressants que l'analyse met en évidence.

Laits individuels

(Voir tableau A : *Laiterie de Saurupt*, p. III.)

Ces laits proviennent d'une étable, où la quantité de lait n'était pas recherchée, mais seulement la qualité. La teneur en lactose est un peu au-dessus du chiffre habituellement trouvé. La quantité de beurre, dans le lait n° 1 va en augmentant de 26 gr. à 45 gr. 8, au fur et à mesure que l'on s'éloigne du dernier vélage ; elle demeure constante dans le lait n° 2, oscillant entre 32 et 40 gr. L'extrait sec varie également comme le corps gras.

Les indications réfractométriques et cryoscopiques répondent assez bien aux chiffres généralement trouvés pour les laits d'hiver. Le n° 3, seul, a un pouvoir réfringeant un peu plus faible, car il est aussi celui qui renferme à la fois, le moins de caséine et de lactose.

(Voir tableau B : *Ferme de Boudonville*, p. IV.)

Le sérum de ces laits est plus faible que d'habitude, ce qui tient à la nourriture, formée en grande partie de drèches. Les n°s 11 et 13 ont même une déviation réfractométrique très faible ; elle est la plus faible que j'aie observée pour les laits naturels. Je l'ai principalement rencontrée pour des laits de mélange et d'été dont la teneur en lactose était au-dessous de la moyenne. Ces laits pourraient, à ne considérer que leur analyse chimique, être regardés comme mouillés ; la réfractométrie elle-même pourrait induire en erreur. Seule, la cryoscopie montre que ces laits n'ont rien d'anormal.

(Voir tableau C : *Ferme de l'Ecole d'Agriculture de Tomblaine*, p. V.)

Dans cette étable, les vaches sont soumises à la stabulation permanente, été et hiver. La nourriture seule varie.

Ici, la teneur en corps gras des laits de races suisse, montbéliarde, et normande est très nette, elle dépasse de beaucoup la moyenne. Le lait, n°s 19 et 28, provient d'une vache vieille à lait, et ne donnant pas plus de 1 litre à 2 litres par traite ; la teneur en lactose est faible : 42 à 44 gr., mais la quantité de beurre est énorme : 62.2 à 73.32. Malgré cela, l'indice réfractométrique reste constant et le point de congélation, au-dessous même de la moyenne (n° 28) ; le corps gras n'influant pas ces constantes physiques.

Les n°s 15 et 16 étaient les seules bêtes de cette étable, soumises au régime des marcs mélassés. Les résultats obtenus ne paraissent pas indiquer une grande modification dans la composition de ces laits.

On pourra remarquer dans certaines analyses (n°s 6, 15, 11, 16, — numéros des vaches), la constance du point de congélation, durant la même saison, mais à des dates différentes.

Le Δ de ces laits ne varie qu'avec la nourriture, et tombe au mois de mai.

Pour le n° 6 de — 0°555 à — 0°54
— n° 15 de — 0°55 à — 0°535
— n° 16 de — 0°565 à — 0°545

La réfractométrie, dans les deux cas, donne les mêmes indications.

Le lait n° 14 provient d'une vache atteinte de métrite ; sa composition demeure normale.

(Voir tableau D : *Ferme de l'Ecole d'Agriculture de Tomblaine*, p. VI.)

A cette époque de l'année, le fourrage vert donné aux vaches était encore de mauvaise qualité ; aussi le lait produit est-il plus faible en extrait et en beurre ; les déviations du petit-lait ne paraissent pas influencées, mais les Δ se rapprochent des limites admises pour les laits naturels, — 0°53 et au-delà desquelles on pourrait soupçonner le mouillage.

(Voir tableau E : *Ferme d'Essey*, p. VII.)

Le lait provenant de ces trois vaches offrait des variations alternatives dont je ne m'expliquai pas la cause. C'est ainsi qu'à la première prise d'essais, n°s 43, 44, 45, la quantité d'extrait variait de 137 à 144 grammes.

Deux jours après, n°s 46 et 47, l'analyse ne donne plus que 132 gr.; après le même laps de temps, la teneur en extrait était remontée à 137 gr., pour retomber enfin, dans les dernières analyses, à une moyenne de 132 gr. (n°s 51 à 56).

Ces variations s'expliquèrent dans la suite, lorsque je sus que tous les deux jours environ, ces vaches recevaient une ration de sons ; de là, ces hausses et ces baisses dans la concentration du produit.

Cette addition de sons influence également les données réfractométriques et cryoscopiques, qui concordent parfaitement avec les résultats analytiques.

Ici encore, les déviations réfractométriques et les points de congélation sont très faibles pour certains laits.

La déviation de 37°5 correspond assez exactement à Δ = — 0°53.

La déviation de 38°25 correspond assez exactement à Δ = — 0°54.

La déviation de 39°, la moyenne pour Nancy, à Δ = — 0°55.

C'est pourquoi un lait naturel, comme je le ferai remarquer, peut être suspecté à tort de mouillage, si l'on admet 39° comme déviation minima.

Laits de mélanges

(Voir tableau A : *Ferme de l'Ecole d'Agriculture de Tomblaine*, p. VIII.)

A cette époque transitoire, entre la saison d'hiver et d'été, correspondent des résultats au-dessous des moyennes habituelles comme teneur en extrait et en beurre.

La moyenne des analyses, figurées dans ce tableau, est plus faible que celle des laits de mélanges d'hiver (novembre 1906) et se rapproche ainsi des résultats fournis par ces mêmes laits l'été, dont la moyenne est cependant plus faible encore.

Epoque des analyses	Crème	Densité	Extrait	Beurre	Lactose	Caséine	Cendres	R	Δ
Novembre 1906.	11,7	1032	135,3	40,4	44,7	42,9	7,25	39	0,548
20 mars au 3 avril....... ..	10	1033	129,70	35,98	46,3	39,83	7,38	39,8	0,555
21 mai.........	7	1031	124,82	33,60	49	34,90	7,32	39	0,54

(Voir tableau B : *Ferme de Saulxures-les-Nancy*, p. IX.)

Cette ferme ne m'a fourni que des laits de mélanges. Pendant la période d'hiver, la teneur en lactose est voisine de celle d'été ; mais, durant cette dernière saison, la matière albuminoïde se trouve en plus faible proportion, ce qui explique la déviation de 37.7, au lieu de 39. Le point de congélation est légèrement plus faible.

(Voir tableau C : *Ferme de l'Ecole d'Agriculture de Tomblaine*, p. X.)

(Voir tableau A : *Ferme de l'Ecole d'Agriculture de Tomblaine*, p. XI.)

(Voir tableau B : *Ferme d'Essey*, p. XI.)

Les laits de mélange provenant de cette ferme correspondent bien à la moyenne fournie par les laits individuels, pris à la même époque. Le nombre des vaches de cette étable étant de trois seulement, il était facile d'obtenir chaque fois le mélange du produit de trois traites, ce qu'il est souvent impossible de réaliser dans les étables plus conséquentes ; c'est pourquoi il n'y a pas toujours correspondance parfaite entre les moyennes de laits de mélange et les moyennes de laits individuels provenant d'une même étable et prélevés à la même époque. Cette correspondance ne se trouve établie d'une façon plus précise qu'en tablant sur les moyennes de toutes les fermes, pendant une même saison, comme l'indique le tableau de la page **XVIII**, intitulé « moyennes générales ».

(Voir tableau C : *Ferme de Saulxures-les-Nancy*, p. XII.)

III

Résultats obtenus avec les laits vendus directement en ville par les producteurs

(Voir tableau *Hiver*, p. XIII.)
(Voir tableau *Eté*, p. XIV.)

Dans ces analyses, deux seulement révèlent un mouillage certain, les n°s 14 et 20. Les autres rentrent dans la moyenne des laits de mélange naturels.

IV

Résultats obtenus avec les laits "de dépôts"

(Voir tableau *Hiver*, p. XV.)
(Voir tableau *Eté*, p. XVI.)
(Voir tableau : *Laits « de Dépôts »*, p. XVII.)

V

Moyennes générales des laits de la région de Nancy

Laits naturels

(Voir tableau : *Individuels*, p. XVIII.)
(Voir tableau : *Mélanges*, p. XVIII.)
(Voir tableau : *Individuels et Mélanges*, p. XVIII.)

De ces moyennes, il résulte que, pendant l'été, tous ces laits ont un sérum plus faible que pendant l'hiver.

La densité est moindre ; l'extrait sec, la caséine, le lactose et les cendres sont aussi en plus faible quantité. Le corps gras seul se retrouve en plus grande proportion dans les laits d'été, mais comme il n'influe pas sur les constantes réfractométriques et cryoscopiques, celles-ci varient avec la saison, et sont, on le voit, légèrement inférieures à la moyenne pendant la saison d'été. Elles n'en demeurent pas moins les données les plus constantes dans ces analyses de laits.

Localités	Crème	Densité	Extrait	Beurre	Lactose	Caséine	Cendres	R	Δ
Paris	10	1033	130	40	50	34	6	40°	— 0°,55
Nancy	12,1	1031	133,18	40,38	45,67	39,77	7,81	39°,19	— 0°,548

Si l'on compare maintenant le moyennes fournies par les laits naturels de la région de Nancy avec celles admises par le Conseil d'hygiène et servant de bases aux expertises actuelles, on remarquera qu'elles diffèrent peu entre elles. La proportion de lactose et la déviation réfractométrique sont plus faibles pour les laits de Nancy. La caséine est en plus forte proportion, comme dans l'Est de la France en général : « En gros pour la France (1), on peut dire que l'Ouest a le privilège de la matière grasse, et l'Est des matières albuminoïdes. L'Ouest donne le beurre, et l'Est le fromage. »

J'indiquerai, en traitant le chapitre des falsifications du lait, les limites en dehors desquelles il y a lieu, pour le lait de la région, de suspecter une fraude.

Laits conduits directement en ville par les producteurs

Saisons	Crème	Densité	Extrait	Beurre	Lactose	Caséine	Cendres	R	Δ
Hiver	8,72	1033	130,18	35,63	48,84	38,07	7,627	40°,41	— 0°,562
Été...........	8,61	1032	126,73	33,30	47	39,30	7,12	39°,36	— 0°,546
M. de l'année..	8,66	1032,5	128,45	34,46	47,92	38,68	7,373	39°,88	— 0°,554

Laits « de Dépôts »

Saisons	Crème	Densité	Extrait	Beurre	Lactose	Caséine	Cendres	R	Δ
Hiver	6,6	1031	120,54	30,24	45,09	37,29	7,30	37°,33	— 0°,537
Été...........	5,7	1030	115,63	28,06	44,5	36,41	6,68	36°,71	— 0°,522
M. de l'année..	6,1	1030	118,08	29,15	44,79	36,85	6,99	37°,02	— 0°,529

(1) Paul ADAM. *Examen physique et chimique du lait*, p. 53, 1906.

CHAPITRE TROISIÈME

Recherche des falsifications et altérations

I

Ecrémage et Mouillage

De toutes les falsifications dont le lait est l'objet, le mouillage et l'écrémage, souvent même l'un et l'autre à la fois, sont de beaucoup les plus fréquentes. Ces falsifications peuvent être opérées directement sur le lait, par simple suppression d'une partie de la crème, et addition d'eau ; mais il est un écrémage naturel, qui consiste à fractionner la traite, de manière à réserver, pour faire le beurre, le lait recueilli à la fin, tandis que celui des premières portions est livré à la consommation (1).

La différence entre ces laits de commencement et fin

(1) Lajoux. *La question du lait.*

de traite est très grande ; c'est ainsi qu'une vache de pays dont le lait intégral donnait à l'analyse : (n° 15)

Crème	Densité	Extrait	Beurre	Lactose	Caséine	Cendres	R	Δ
8	1032	140	43	49	40,40	7,60	41,2	— 0°,55

m'a fourni avec un échantillon prélevé au début de la traite.

Crème	Densité	Extrait	Beurre	Lactose	Caséine	Cendres	R	Δ
5	1036	112,40	14,34	52	38,96	7,10	39°,7	— 0°,55

M. Lajoux (2) a également observé que le corps gras avait varié, dans les mêmes conditions, de 11 gr. 90 à 43 gr 10 et de 12 gr. 30 à 54 gr. 20.

Un écrémage et un mouillage simultanés sont également obtenus en donnant aux vaches une nourriture aqueuse : tourteaux humides, drèches, etc..., la quantité de lait est augmentée, mais ce lait est pauvre en beurre.

L'analyse chimique révèle ces deux genres de falsifications ; mais la seconde, que l'on pourrait dire naturelle, n'influe pas sur les résultats réfractométriques et cryoscopiques ; l'exemple précédent le montre bien.

---

(1) LAJOUX. *L'eau potable, le lait de femme et le lait de vache.*

Le lait intégral, provenant d'une vache nourrie presque exclusivement de drèches, donnait :

Crème	Densité	Extrait	Beurre	Lactose	Caséine	Cendres	R	Δ
9	1034	125,36	29,96	47,01	41,19	7,20	39	— 0°,54

résultats faibles pour l'analyse chimique, mais normaux pour le degré réfractométrique et l'abaissement du point de congélation. Alors qu'un lait très riche, provenant d'une vache de race suisse, nourrie de fourrage sec et de betteraves, donnait :

Crème	Densité	Extrait	Beurre	Lactose	Caséine	Cendres	R	Δ
22	1031	164	64,50	46	46,40	7,10	39	— 0°,54

La nécessité de contrôler l'analyse chimique, par les données physiques, se fait sentir dès à présent. En se basant sur une seule de ces méthodes, on tombe dans l'incertain.

La quantité de crème varie avec chaque individu, et surtout avec la nourriture : bien que la moyenne pour Nancy, soit de 12 gr., 1 o/o, certains laits naturels n'ont donné que 5 o/o, alors que d'autres donnaient 15 et 20 o/o.

La prise de densité peut également laisser inaperçus l'écrémage et le mouillage simultanés : on sait que le lait écrémé augmente de densité ; il est possible, par simple addition d'eau, d'obtenir une densité normale, comprise entre 1029 et 1033.

J'ai fait remarquer, en indiquant les méthodes densimétriques actuelles, que la combinaison des données fournies par la crémométrie, la densité du lait et de son lacto-sérum (méthode de Quesneville) fournissait déjà des résultats bien plus exacts. Ce principe est employé aussi par les méthodes de Sambuc (1), de Lescœur (2), et de Woodmann (3).

On s'est adressé à l'extrait sec pour rechercher le mouillage, en prenant, pour base des calculs, l'extrait moyen du lait, établi par le Conseil d'hygiène de la Seine, soit 130 0/00, ou bien l'extrait dégraissé (indice de Duclaux), devant être en moyenne 90 0/00, puis 40 0/00 de beurre.

Par suite, le mouillage est donné par la formule :

$$x = \frac{100 \times \text{Poids de l'extrait sec (4)}}{13}$$

$$\text{ou (5)}\ \frac{100 \times \text{Poids de l'extrait dégraissé}}{9}$$

100 — x sera le mouillage pour 100.

L'écrémage sera donné par la formule :

$$y = \frac{100 \times \text{Poids du beurre trouvé}}{4}$$

100 — y = Ecrémage pour 100.

Si le lait est écrémé et mouillé à la fois, on calcule d'abord le mouillage, on connaît par suite la quantité de lait moyen pur, contenu dans 100 parties du lait exa-

---

(1) Sambuc. *J. Ph. et Ch.*, 1884, t. IX, p. 95.
(2) Lescœur. *J. Ph. et Ch.*, 1895, t. I, p. 395.
(3) Woodmann. *Ann. Ch. analyt.*, 1899, p. 321.
(4) Girard et Dupré. *Analy. mat. alim. et Recherche fals.*, p. 343.
(5) Villiers. *Traité alt. et fals. subs. alim.*, p. 602.

miné. On détermine ensuite la quantité de beurre contenue dans cette quantité de lait pur et on compare cette proportion de beurre à celle trouvée dans l'analyse, pour en déduire l'écrémage.

Cette méhode assez exacte, lorsqu'il s'agit de laits de mélange ou de laits moyens, tombe en défaut, comme bien d'autres, lorsque le lait est limite, ou faible, bien que naturel. La moyenne de laits naturels provenant d'une même étable n'était que de 127 gr. d'extrait sec pour 1000. Ce qui indiquait un mouillage de 3 o/o. Certains laits individuels provenant de cette même étable, ne renfermaient que 123 et même 121 gr. d'extrait, pour des quantités de beurre de 29 et 32 grammes, ce qui ferait songer à des mouillages consécutifs de 5, 4 à 7 o/o.

En admettant une quantité de lactose de 45 gr. par litre de lait, on peut également calculer le mouillage par la formule $\frac{45 - L}{45}$ L étant le poids de lactose trouvé. Ce corps est un des éléments les plus constants du lait, mais il peut varier néanmoins de 40 à 50 gr. Ce qui fait un écart de 10 gr., entre le maximum possible et le minimum admis ; et bien que cet écart ne soit plus que de 5 grammes, entre le minimum et la moyenne, il suffit toutefois à permettre l'addition de 10 o/o d'eau.

La teneur en caséine sert à calculer le mouillage par le même procédé (1) : 1.000 centimètres cubes de lait ayant en moyenne 33 à 34 grammes de matières albuminoïdes. Mais ici, de même que pour le lactose, la moyenne est loin d'être constante, et les mêmes erreurs sont à redouter.

(1) LAJOUX, *J. Ph. et Ch.*, 1886, t. XIV, p. 216.

On a cherché également à déceler le mouillage en caractérisant dans le lait l'ammoniaque ou les nitrites qui se trouvent dans l'eau ajoutée au lait, ou bien se forment dans ce dernier par ensemencement des germes de l'eau servant au mouillage. L'ammoniaque ne se trouve pas dans le lait pur ; on le décèle par le trichlorure d'iode, en présence de chaux, on a formation d'iodure d'azote (1). Les nitrites se recherchent par la méthode de Voisenet (2).

A 5 c c. de lait, on ajoute 1 goutte de solution de formol du commerce, diluée au 1/20, puis on ajoute 2 volumes Hcl pur. On chauffe à 50°, la liqueur se colore en bleu-violet, avec des traces de nitrites ou de nitrates.

Les méhodes physiques, par la constance de leurs données, complètent fort bien les résultats insuffisants de l'analyse chimique.

La réfractométrie indique le mouillage, et, dans une certaine mesure, l'écrémage. La déviation du petit-lait diminue avec l'addition d'eau et augmente si le lait est écrémé. Opérant toujours dans cette méthode, sur un volume de lait déterminé, le lait privé de son beurre contient une plus forte proportion de matières dissoutes que le lait intégral et la déviation est augmentée. « Un lait intégral de déviation R = 40° 5, peut après un écrémage de 10 o/o dévier de 45°3 (3). » Mais cette déviation anormale mettra le chimiste en éveil et, dans le cas où un mouillage intelligent aurait caché cette fraude, la cryos-

---

(1) Trillat et Sauton. *J. Ph. et Ch.*, t. XXII, p. 127, 1905.
(2) Adam. *Recueil de méd. vétér. Alfort.*, t. LXXXIII, n° 18, 1906.
(3) Ducros. Th. Montpellier 1905.

copie, comme nous le verrons, n'étant pas influencée par l'écrémage, la mettrait en évidence.

La déviation moyenne sur laquelle on se base pour calculer le mouillage est de 40° à l'oléo-réfractomètre, en suivant le procédé indiqué par MM. Villiers et Bertault. La limite minima admise est 39° avec 44 comme maxima. Le mouillage se calcule à l'aide de la formule suivante :

$$\frac{40 - R}{40}$$

dans laquelle R représente la déviation du lait examiné.

La moyenne que j'ai trouvée pour les laits de Nancy est un peu inférieure. Tous les laits naturels examinés cette année ont oscillé entre 37°5 et 42 ; la moyenne que j'ai établie pour Nancy étant de 39°19.

Toutefois, pour les laits de dépôts, la limite minima pendant l'hiver, reste fixée à 38°, car toutes les fois que la déviation était inférieure à ce nombre, le lait pouvait être considéré comme suspect.

L'écart entre les limites extrêmes n'est donc que de 4°5 ; ces chiffres sont sensiblement constants, et le calcul du mouillage laisse par le fait beaucoup moins de place à la critique que celui de l'analyse chimique, dont les données sont si variables. Ces limites sont plus étroites encore pour les laits de mélange considérés pendant la saison d'hiver ; jamais, dans ce cas, le chiffre minima n'était inférieur à 39°.

La réfractométrie cependant peut être mise en défaut. J'ai montré que l'écrémage relevait la déviation du lait, et qu'un mouillage ménagé pouvait ensuite la rendre normale. Des solutions de lactose, de glycérine, de sucre ou de formol, faites dans des proportions faciles à établir, peuvent être ajoutées au lait pur, sans en modifier la déviation. Ducros (1) indique de telles solutions :

Lactose 7 gr. 40.	— Eau distillée	100.	— R = 40 div.
Formol 26 gr. 66.	—	100.	— R = 40 —
Glycérine 9 gr. 425	—	100.	— R = 40 —
Sucre 7 gr. 14	—	100.	— R = 40 —
Chlor. de sodium 6.375	—	100.	— R = 40 —

Une telle fraude ne saurait cependant passer inaperçue, car si la déviation du lait n'a pas variée, le point de congélation est profondément altéré, c'est pourquoi la cryoscopie vient-elle très utilement compléter les données réfractométriques, pour rendre la fraude de plus en plus difficile.

Comme la réfractométrie, la cryoscopie n'est pas influencée sensiblement par la race, l'âge de l'animal ou sa nourriture ; l'écrémage lui-même ne change pas le point de congélation, le beurre étant en suspension dans le lait, et non en dissolution. Seul, le mouillage fait varier le Δ.

D'après les auteurs, le point de congélation du lait est de — 0°55, avec un écart de deux centièmes de degré en plus ou en moins ; il varie ainsi de — 0°53 à — 0°57. Le mouillage est calculé d'après la formule de Winter, en se basant sur ce fait que l'addition d'eau ramène le Δ vers 0°, et en admettant que cette variation est proportionnelle à la quantité d'eau ajoutée. La formule est la suivante :

$$E = \frac{V\,(-0^\circ 55 - \Delta)}{-0^\circ 55}$$

E représente la quantité d'eau ajoutée au volume V de lait, dont la déviation est Δ.

---

(1) IDEM, *ibid.*

La moyenne, pour les laits de Nancy, a été trouvée égale à — o°548, c'est-à-dire — o°55, avec des écarts variant de — o°53 à — o°57 ; ces limites sont extrêmes, et tout lait dont le point de congélation sera légèrement inférieur à — o°53 sera considéré comme suspect.

Ce minimum — o°53, peut dans certains cas laisser passer un mouillage de 5 o/o, lorsque le lait fraudé était riche, et avait par le fait un point de congélation voisin de — o°57. J'ai résumé en un tableau les résultats que j'ai obtenus en effectuant moi-même sur différents laits des mouillages successifs avec 5, 10, 15, 20 et 25 o/o d'eau.

(Voir tableau *Echantillons*, p. XIX.)

Dans ce tableau, les échantillons n°s 1, 2, 3 ont été mouillés avec de l'eau distillée. Dans ce cas, un mouillage à 5 o/o ne peut passer inaperçu. Le point de congélation est inférieur à — o°53. Ce faible mouillage ne serait pas révélé, si le lait avait un Δ initial plus bas, ou encore si, comme le n° 4 et les suivants il avait été mouillé avec de l'eau de Moselle. Dans la pratique, ce n'est pas à l'eau distillée que l'on a recours pour le mouillage du lait ; le Δ peut alors se trouver abaissé d'au moins 1 centième de degré, suivant la teneur en sels de l'eau employée.

Le lait n° 7 mouillé à 10 o/o avec de l'eau distillée avait un point de congélation de — o°48. Avec l'eau de Moselle le Δ se trouve abaissé à — o°50.

J'ai cryoscopé successivement de l'eau distillée et de l'eau de Moselle, en me plaçant dans les conditions d'expériences nécessaires, pour écarter toute cause d'erreur.

Suivant l'eau cryoscopée, le zéro du thermomètre a varié comme suit :

1°	Opération :	eau distillée. .	0° = 3°685
2°	—	—	0° = 3°685
3°	—	—	0° = 3°685
4°	—	eau de Moselle.	0° = 3°675
5°	—	eau de Moselle.	0° = 3°675

Dans une seconde expérience faite quelques jours après.

Avec eau distillée. . . . , 0° = 3°69

Avec eau de Moselle. . . . 0° = 3°68

Ce qui montre l'influence sur le point de congélation d'une eau autre que l'eau distillée et peut expliquer dans une certaine mesure les différences exposées entre les laits n°s 1, 4 et 7.

J'ai effectué, sur le même échantillon de lait, différents mouillages avec de l'eau distillée et de l'eau de Moselle. Les points de congélation obtenus confirment les expériences précédentes. Je les expose dans le tableau suivant, ainsi que les résultats fournis par la réfractométrie de ces mêmes mouillages.

(Voir tableau p. XIX.)

Le mouillage est calculé avec la moyenne de — 0°55 et 40°. On remarquera que l'emploi du kaolin, dans la préparation des petits laits destinés à l'examen réfractométrique ne change en rien les résultats.

De tout ce qui précède, il résulte qu'il est très facile, si l'on connaît le Δ initial d'un lait, de découvrir un mouillage à 5 o/o. Le point de congélation se trouve élevé de 2 à 3 centièmes Si l'on ne peut se procurer d'échantillon de contrôle, un mouillage à 5 o/o peut passer inaperçu. Mais, à partir du mouillage à 10 o/o, la fraude est toujours évidente, l'écart avec la moyenne étant toujours de 4 à 6 centièmes de degré. Et j'ai remarqué que cet écart (5 centièmes de degré en moyenne par 10 o/o d'eau ajoutée) était d'autant plus constant que le mouillage était plus considérable.

Toutes les analyses de laits naturels que j'ai faites ont donné des points cryoscopiques identiques à ceux qui, jusqu'ici, sont admis par les différents auteurs. Je dois dire cependant que cette moyenne varie un peu avec les laits d'hiver et d'été. Les premiers m'ont donné comme points de congélation — o°554, le plus souvent — o°56, tandis que les seconds marquaient — o°543, le plus souvent — o°54.

La limite minima des laits d'hiver a été de — o°54, leur limite maxima — o°57 Les laits d'été, au contraire, ont varié de — o°53 à — o°56.

Pour les laits de dépôts, la limite minima pendant la saison d'hiver doit être maintenue à — o° 54 avec — o°57 comme maximum ; les échantillons de cette catégorie ne donnant que — o°53 comme point de congélation doivent être tenus comme suspects.

Quoiqu'il en soit, les limites fournies par la cryoscométrie, surtout si l'on se base sur les moyennes corresgélation, envers tous les facteurs qui influent sur la composition chimique du lait, est remarquable, et bien que cette méthode soit aussi mise en défaut par le mouillage avec des solutions isotoniques, elle constitue le procédé le plus sérieux du contrôle du lait.

La cryoscopie et la réfractométrie se prêtent un mutuel appui ; il serait bien difficile, dans la pratique courante, d'établir une solution permettant le mouillage du lait sans en altérer, ni la déviation, ni le point de congélation. Cette fraude ne saurait être à la disposition que d'un petit nombre de fraudeurs instruits, pouvant lancer dans le commerce de ces solutions toutes préparées.

Dès que le point de congélation dépasse les limites que je viens d'indiquer, il y a mouillage ou addition de corps étrangers.

Desmoulières (1) cite, d'après plusieurs auteurs, certaines solutions qui, ajoutées au lait, en abaissent le point cryoscopique.

1 gr. 25 de bicarbonate de soude à 1.000 c. c. de lait normal (Δ = — 0°56) = — 0°61.

0 gr. 50 de bicarbonate de soude à 1.000 c. c. Δ = — 0°53 devient — 0°55.

1 gr. de bicarbonate de soude à 1.000 c. c. Δ = 0°53 devient 0°58.

Si, à un lait de Δ = — 0°53 on ajoute :

Pour 100 c. c. de lait, 2 c. c. de glycérine au 1/20 Δ devient — 0°55.

Pour 100 c. c. de lait, 4 c. c. de glycérine au 1/20 Δ devient — 0°57.

Pour 100 c. c. de lait, 6 c. c. de glycérine au 1/20 Δ devient — 0°59.

Le même lait additionné pour 100 c. c. de 5 c. c. de solution de glycérine à 1/50 donne le même point cryos-

(1) Desmoulières. Cryoscopie du lait. *J. Ph. et Ch.*, 1904, t. 20, p. 499.

copique, d'où l'addition à un litre de lait de 50 c. c. d'eau, soit un mouillage de 1/20, passe inaperçue avec 1 gr. de glycérine.

Des solutions isotoniques de même genre peuvent être préparées (1) de la façon suivante :

(1) lactose	25,55	— Eau distillée	260 — Δ = — 0°,555
(2) sucre	25	—	268 — Δ = — 0°,55
Formol à 40 °/₀	4 gr. 53	—	261 — Δ = — 0°,545
Na Cl.........	2 gr. 278		250 — Δ = — 0°,545
Bicarbonate de soude.......	3 gr. 266	—	250 — Δ = — 0°,55
Glycérine à 30°	6 gr. 66	—	250 — Δ = — 0°,545

Or, les solutions de lactose et de saccharose augmentent la déviation réfractométrique ; les solutions de glycérine, bicarbonate de soude, chlorure de sodium, formol la diminuent. Un mélange fait dans des proportions convenables de ces deux groupes de solution possédera un Δ = — 0°55 et une déviation de 40°.

Enfin, le point de congélation peut varier également avec la concentration du lait. L'ébullition fait descendre le point de congélation ; la fermentation, en dédoublant le lactose en deux molécules d'acide lactique, augmente la concentration de la solution, qui peut descendre avant de se congeler à — 0°80. Un lait fermenté de Δ = — 0°58, porté à l'ébullition, se coagule aussitôt.

Une vache atteinte de mammite ou de tuberculose donne des points cryoscopiques très variables.

Malgré ces cas particuliers, dans lesquels la cryoscopie et la réfractométrie se trouvent en défaut, il faut recon-

(1) *Th. Ph.* Montpellier. Ducros. p. 43.

naître le concours précieux de ces deux méthodes d'analyse.

Avec elles, jamais un mouillage de 10 o/o ne passera inaperçu ; et s'il est possible de se procurer un échantillon de contrôle permettant de connaître la déviation et le Δ primitifs du lait examiné, un mouillage de 5 o/o sera facilement découvert par l'une et l'autre de ces méthodes.

D'ailleurs, il est un procédé qui permet, si l'on ne connaît pas les constantes physiques primitives de l'échantillon, de se prononcer avec assez de certitude sur sa pureté. Il consiste à effectuer soi-même sur ce lait, des mouillages de 5, 10, 20 o/o, et à comparer les résultats avec ceux obtenus en effectuant les mêmes mouillages sur un lait moyen authentique. J'ai déjà donné les résultats de ces divers mouillages au sujet de la cryoscopie. Voici, d'après le docteur Parmentier (1) un tableau indiquant en pour cent l'eau ajoutée au lait, et calculée d'après la formule de Winter.

Mouillage °/₀	Δ	Mouillage °/₀	Δ
3,63. .	— 0°53	14,54. .	— 0°47
5,45. .	— 0°52	16,36. .	— 0°46
7,27. .	— 0°51	18,18. .	— 0°45
9,09. .	— 0,50	20 . .	— 0°44
10,90. .	— 0°49		
12,72. .	— 0°48		

Ces chiffres sont très voisins de ceux que j'ai obtenus.

(1) PARMENTIER. *Presse médicale*, 4 mars 1903.

Un lait conduit en ville directement par le producteur donnait à l'analyse :

Crème	Densité	Extrait	Beurre	Lactose	Caséine	Cendres	R	Δ
6,5	1031	114,60	28,4	48	31,50	6,70	36°,7	0°,52

Comparée aux moyennes obtenues avec les laits de mélange naturels, cette analyse chimique indique un lait mouillé et de plus écrémé.

Δ = 0°52 indique un mouillage de 5,45 o/o.

R = 36°7 indique un mouillage de 5,8 o/o.

Cet échantillon a été mouillé ensuite, exactement à 10 o/o.

Δ est devenu égal à — 0°47, d'où mouillage de 14,54 o/o.

R est devenu égal à — 33°, d'où mouillage de 15,3 o/o.

Or, ce lait n'a été mouillé qu'à 10 o/o ; on peut donc supposer que 5 o/o d'eau environ y préexistaient déjà.

Le mouillage, dans cet exemple, a été calculé sur les moyennes de Nancy, — 0°55 et 39°. Si l'on calcule le mouillage d'après la moyenne réfractométrique de 40°, on trouve 8 et 17,5 o/o d'eau, ce qui est évidemment trop fort et ne concorde plus avec les indications de la cryoscopie.

Cependant, la plupart du temps un lait mouillé renferme au moins 10 o/o d'eau ; j'ai même vu des échantillons en renfermant 25 à 30 o/o. Jamais, lorsque le mouillage atteint ces limites, la fraude ne peut passer inaperçue.

La méthode réfractométrique est cependant sujette à plus de variations dans les résultats que la cryoscopie. Cela tient surtout à ce que l'opération se fait, non sur le lait lui-même, mais sur un petit lait artificiel, dont la préparation est assez délicate ; les mouillages qu'elle indique sont toujours un peu plus forts que ceux de la cryoscopie, surtout si l'on calculait pour Nancy sur la moyenne de 40°, et tout en reconnaissant combien sont précieuses les indications fournies par cette méthode, j'aurais plus de confiance encore dans la cryoscopie.

C'est ainsi que des laits de mélange authentiques, provenant d'une ferme des environs, et prélevés au mois de juillet (tableau C.) avaient une déviation de 37°5, ce qui est faible, puisque selon les différents auteurs, au-dessous de 39° le lait devient suspect. Sur 8 de ces analyses, 5 fois j'ai obtenu le nombre 37°5 et 3 fois le nombre 38°25. Alors que la cryoscopie de ces mêmes laits m'a donné des points de congélation oscillant entre — 0°545 et — 0°555 et ne s'écartant de la moyenne que de un demi-centième de degré.

Plusieurs autres échantillons naturels provenant d'autres fermes, laits de mélange de même que laits individuels, d'hiver et d'été, m'ont également donné une déviation de 37°5, ce qui m'a conduit à admettre ce chiffre comme limite minima réfractométrique.

Depuis quelques années, une nouvelle falsification du lait devient possible ; l'addition de corps gras étrangers, faite à l'aide de procédés tels que l'émulsion obtenue reste très stable, et la fraude difficile à déceler, si ce n'est par l'analyse complète de la matière grasse renfermée dans le lait suspect.

Les appareils destinés à homogénéiser le lait, c'est-à-dire à régulariser la grosseur des globules gras, pour éviter la montée de la crème, pourraient servir cette fraude ; par le procédé Gaulin, on fait passer le lait par des trous de un dixième de millimètre, sous une pression de 7 à 10 atmosphères. D'autres envoient le lait porté à 80°, à travers des tubes capillaires, sous des pressions de 300 et même 600 atmosphères. Une matière grasse incorporée au lait donne avec ce dernier, au sortir de l'appareil, une émulsion artificielle que l'analyse ordinaire ne pourra même soupçonner, si l'addition est faite dans les proportions convenables. Ces appareils, assez compliqués, ne sont heureusement pas assez répandus dans notre région, pour que cette fraude soit à rechercher à l'heure actuelle.

Quesneville (1) indique un procédé permettant de supposer l'addition au lait d'un corps gras étranger, axonge ou beurre de coco.

Les globules gras du lait étant enveloppés de matière albuminoïde, un dissolvant des graisses facilement volatil et n'attaquant pas la matière albuminoïde, permettra d'isoler les corps gras étrangers, tel la benzine.

La crème de 1 litre de lait pur, additionnée de 100 c. c. de benzine pure, ne cède à celle-ci que 1 gr. de matières grasses.

1 litre de lait, partiellement écrémé et additionné de 15 gr. d'axonge, cède à 150 c. c. de benzine, 13 gr. de matières grasses.

Enfin, un agitateur de verre, plongé dans le lait falsifié, montre à sa surface de très fines granulations qu'on n'observe pas avec un lait pur.

---

(1) *Moniteur scientifique*, octobre 1904.

Falsifications observées à Nancy

Comparaisons avec les autres villes

Si l'on se reporte aux laits conduits en ville, c'est-à-dire vendus directement par les producteurs, on remarquera que sur 21 analyses effectuées et dont les échantillons proviennent de fermes diverses, trois seulement ont été l'objet de falsifications ; l'un d'entre eux (n° 19) page XIV, n'a donné que 2 o/o de crème ; son indice de réfraction, 40°5 et son Δ — 0°54 sont normaux ; la densité 1.036, l'extrait 114,60 et la teneur en corps gras 16,60, indiquent nettement que ce lait était écrémé mais non mouillé.

Les deux autres échantillons (n°s 14 et 20) proviennent de la même ferme et accusent cette fois un mouillage de 8 à 10 o/o d'eau.

Quoi qu'il en soit, la plupart de ces laits rentrent dans les limites admises et sont bons à être livrés à la consommation ; les moyennes établies le prouvent d'ailleurs.

Quant aux laits de dépôts, sur 29 analyses partant du 15 janvier au 30 avril, 14 révèlent une falsification. Sur 19 analyses (3 mai au 29 juin), 8 laits sont également fraudés et, dans le courant de novembre, 9 analyses décèlent trois nouveaux mouillages.

Mes recherches ont porté sur 57 échantillons de lait ne provenant pas tous de dépôts différents ; plusieurs ont été prélevés au même endroit, à diverses époques de l'année ; et, sur 57 laits de dépôt, 25 sont mouillés, le plus souvent mouillés et écrémés.

Si l'on considère le nombre des dépôts qui ont fourni ces différents échantillons, ils sont au nombre de 28, et, sur ces 28 dépôts, 14 m'ont fourni du lait falsifié par mouillage, ou bien par écrémage et mouillage simultanés. La proportion reste donc sensiblement la même. J'ai pu constater que les laits de marque, vendus en bidons fermés, et dont l'analyse m'a toujours donné des résultats très satisfaisants, sortaient de certains dépôts, fortement altérés ; 25 à 30 o/o d'eau s'y trouvaient ajoutés.

Dans le tableau suivant figurent par numéros d'ordre, les laits de dépôt ainsi fraudés, de même que ceux dont la teneur en corps gras est inadmissible.

(Voir tableau, p. XX.)

La proportion pour Nancy, de laits falsifiés, est donc inquiétante. Elle eût été certainement moins forte si les échantillons avaient été prélevés par une personne chargée officiellement des expertises de ce genre et connue par le fait dans la localité. Il est, en effet, très difficile à cette personne de se procurer un échantillon authentique chez tel ou tel dépositaire, car le lait qui lui sera remis sera toujours de bon aloi. La saisie de l'échantillon devrait être faite à la sortie seulement du dépôt. Le mouillage de cette catégorie de laits est, en effet, très irrégulier. Une vente inattendue, plus forte que d'habitude, engage souvent le marchand à augmenter le contenu de ses bidons ; aussi, très souvent, me rendant à une heure assez avancée de la matinée, dans un dépôt quelconque pour y chercher du lait, je voyais le marchand disparaître dans l'arrière-magasin et revenir avec le flacon que je prévoyais déjà dilué. L'analyse ne tardait pas à confirmer mes soupçons.

Dans certains dépôts même, vers la fin de l'année, il m'était devenu impossible de me procurer du lait. Au dire du marchand, il ne possédait plus que tel ou tel lait de marque, pour des raisons quelconques ; la véritable raison, bien entendu, était sa méfiance.

Le seul moyen d'éviter ces falsifications par trop nombreuses, d'un produit de semblable importance, serait une surveillance de tous les jours ; de temps à autre, une saisie générale d'échantillons de laits serait opérée dans un grand nombre de dépôts, et surtout au même instant ; ce dernier point est capital.

C'est ainsi qu'en Belgique (1) (1905), un prélèvement, fait par les agents du gouvernement, donnait, sur 323 échantillons de lait recueillis, 278 laits falsifiés par écrémage ou mouillage et 13 laits suspects.

A Montpellier, avant la fondation du laboratoire municipal, on comptait 39,63 o/o de laits falsifiés.

En 1887, sur 87 échantillons, 25 étaient falsifiés.
En 1888 — 40 — 24 —
En 1889 — 90 — 37 —

Actuellement, les proportions sont tombées à :

En 1903, sur 72 échantillons, 2 falsifiés
En 1904 — 48 — 5 —
En 1905 — 72 — 8 —

Ce qui représente 7,8 o/o de laits mauvais.

---

(1) *Revue internationale des fals. et d'analyse des mat. alim.* (1905-1906).

A Lyon, dans les mêmes circonstances, le lait était fraudé sur une grande échelle. Ce produit, fourni presque en totalité par des vaches de races suisse, montbéliarde et bretonne, était d'excellente qualité, et dans les premières années de fonctionnement du laboratoire municipal, il n'était pas rare de trouver ces laits mouillés à 30 et même 50 o/o, — et 50 o/o des échantillons prélevés étaient ainsi mouillés.

En 1904, la proportion était devenue 13 o/o.

Par contre, l'écrémage s'était développé, par suite de l'introduction, dans les laiteries, d'écrémeuses centrifuges, si répandues aujourd'hui.

Ces renseignements ont été puisés dans la *Revue internationale des falsifications et d'analyse des matières alimentaires* (1905-1906). Le tableau suivant donnera une idée de la fréquence de ces falsifications dans plusieurs grandes villes.

(Voir tableau, p. XXI.)

Les deux premières moyennes indiquées pour Nancy, dans le tableau précédent, proviennent des documents de la Ville, et m'ont été fournis par M. Alison, inspecteur des halles et marchés. Elles révèlent une très faible proportion de laits fraudés, parce que tous les échantillons en question ont été prélevés parmi les laits vendus directement en ville par les producteurs. Or, j'ai fait remarquer, à propos de cette catégorie de laits, que la plupart sont de bonne composition, et bien au-dessus de la moyenne que m'ont donné les laits de dépôts : ces derniers, par contre, forment, à eux seuls, la troisième moyenne indiquée.

Le nombre de laits regardés comme écrémés est plus considérable en 1905 qu'en 1906. A cette époque, il n'y avait pas encore de chiffres limites, fixés par la ville, relativement à la teneur en corps gras ; et actuellement, nombre de laits, renfermant 25 gr. de beurre par litre, sont vendus comme laits entiers, alors qu'ils étaient considérés comme écrémés en 1905.

De ces échantillons falsifiés :

En 1905	1 était mouillé à	4 %
	3 — —	5 %
	3 — —	6 %
	5 — —	8 %
	3 — —	10 %
	1 — —	15 %
	1 — —	20 %
En 1906	1 était mouillé à	6 %
	1 — —	10 %
	1 suspect.	

L'écrémage a varié de 10 à 50 o/o.

A Nancy, un règlement municipal du 10 janvier 1906 tolère 23 grammes de beurre par litre de lait dit « écrémé ». Sur 86 analyses de laits naturels, de provenances diverses et prélevés moi-même, 2 fois seulement j'ai obtenu le chiffre de 26 gr. de beurre pour 1.000. Le chiffre minimum, trouvé pour les laits de mélange, a été 32 gr. Ces laits naturels ont donné en moyenne pour l'année entière 40 gr.

Quant aux laits vendus directement par les producteurs, laits de mélanges également, leur teneur minima en beurre était 27 gr. La moyenne étant de 33 à 35 gr.

Pourquoi les laits de dépôts, laits de mélange, comme ces derniers, ne répondraient-ils pas aux mêmes données, et seraient-ils les seuls capables de renfermer de 9 à 23 grammes de beurre par litre ? J'ajouterai que tous ces laits de dépôt m'ont été vendus au prix de 0 fr. 30 le litre, et que jamais en l'achetant on ne me l'a spécifié comme écrémé.

La vérification au dépôt même eût été complètement illusoire, le lait écrémé n'étant plus, la plupart du temps, renfermé dans des bidons à col rouge, mais bien transvasé dans des récipients quelconques, vases en grès, glacières, etc.

C'est pourquoi tolérer 23 gr. de matière grasse pour les laits dits « écrémés », c'est tolérer 23 gr. pour le lait en général ; tant que les bidons ainsi marqués sont encore sur la voiture du laitier, la distinction existe, mais au dépôt une confusion regrettable s'établit entre les bidons assez souvent ; on ne trouve plus des laits, mais du lait.

Des conclusions tirées du rapport de M. Bordas (1), sur la réglementation de la vente du lait destiné à l'alimentation, il ressort :

1° « Qu'il ne faut considérer comme lait que le lait entier, c'est-à-dire provenant de la traite complète, et fourni par des vaches saines. »

2° « Que les sous-produits : lait écrémé, demi-écrémé, centrifuge, pauvre, sont proscrits pour l'alimentation des nouveaux-nés, des malades, des vieillards. »

3° « Que tout antiseptique ou conservateur est interdit. »

---

(1) *J. Ph. et Ch.*, n° 1er janvier 1904, p. 39.

A Lille, un arrêté municipal, en date du 5 décembre 1900, autorisait la vente de trois catégories de laits (1) : *le lait pur*, devant contenir au moins 25 gr. de beurre par litre, et 10 o/o d'extrait ; *le lait écrémé*, devant contenir au moins 15 gr. pour 1.000 de beurre, et avoir plus de 1.030 de densité ; *le lait pauvre*, pouvant contenir moins de 15 gr. pour 1.000 de beurre, mais devant avoir une densité supérieure à 1.032.

Cet arrêté malheureux fut rapporté le 5 août 1903, sur les instances de M. Bonn, directeur du Laboratoire municipal de Lille, la mortalité infantile, si élevée dans le Nord, étant due en grande partie à la vente du lait écrémé. Cet arrêté, en effet, ne fixait pas de limites à l'écrémage, et permettait la vente d'un produit, qui n'avait plus du lait que le nom.

La vente du lait écrémé reste autorisée à la condition d'être vendu comme tel.

II

Antiseptiques

De tous les antiseptiques employés, pour la conservation du lait, le formol est le plus puissant ; il est celui dont l'action est la plus durable, à dose très faible. Trillat (2) a montré, en 1892, que le formol était doué d'une

(1) La question du lait dans le Nord, par M. Bonn, *Revue de la Société scientifique d'Hygiène alimentaire*, I, p. 57.

(2) *C. R., Ac. des Sc.*, t. CXIV, p. 1278.

puissance antiseptique supérieure à celle du bichlorure de mercure ; des échantillons de lait ont été stérilisés à 115°, pendant 15 minutes, additionnés ensuite d'une solution de formol à 30 o/o, dans la proportion de 1, 3, 6 dix millièmes, puis 1 millième, enfin ensemencés avec du lait aigri par la présure (3 gouttes pour 100 c. c.) et abandonnés à l'étuve à 32°.

Le lait sans formol a été coagulé le lendemain : $\frac{1}{10.000}$, $\frac{3}{10.000}$ de formol a retardé de un et trois jours la coagulation ; à partir de $\frac{6}{10.000}$, la coagulation ne se produit plus.

La grande facilité avec laquelle on découvre des traces de formol dans le lait, en limite nécessairement l'emploi.

Le procédé le plus simple et le plus généralement suivi, consiste à additionner 10 à 12 c. c. de lait, de 1 c. c. de fuchsine bisulfitée (réactif de Gayon). Le mélange se colore en rose et l'addition de 2 c. c. d'acide chlorhydrique pur le décolore complètement, s'il n'y a pas de formol, alors que la présence de cet antiseptique maintient une coloration violette, s'accentuant avec le temps. Cette réaction est sensible avec 2 à 3 centigrammes de formol anhydre par litre de lait.

Une réaction plus sensible encore est due à M. Voisenet (1) ; elle permet de déceler $\frac{1}{2.000.000}$ de formol dans le lait. « Lorsqu'on traite, dit l'auteur, une matière albuminoïde en dissolution ou en suspension dans l'eau,

---

(1) *Bull. Soc. Ch.*, 1905, p. 1198.

par l'acide chlorhydrique ou l'acide sulfurique, très légèrement nitreux, et en présence de traces d'aldéhyde formique, il se produit une coloration variant du rose violacé au bleu violacé foncé. »

Ce réactif nitreux se prépare en ajoutant à un litre d'acide chlorhydrique pur, 1/2 c. c. de solution d'azotite de potasse à 3 gr. 6 o/o. J'ai essayé cette réaction, qui donne les meilleurs résultats. Elle permet également de rechercher les nitrites ou nitrates dans l'eau et les acides cités.

Alcock (1) préconise le procédé suivant : à 1 vol. de lait, on ajoute un vol. d'eau, puis un vol. d'acide chlorhydrique concentré ; on chauffe et ajoute quelques gouttes de potasse au 1/5 ; on obtient une coloration violette, si le formol existe dans ce lait. J'ai essayé cette réaction à plusieurs reprises, le résultat a toujours été négatif, même en présence de doses massives de formol. Avec l'acide chlorhydrique pur, je n'ai rien obtenu. L'auteur aurait-il employé de la potasse qui contenait des nitrites, la chose est fort probable, et, dans ce cas, nous retombons dans le procédé Voisenet.

Pour me rendre compte de l'action du formol dans le lait, ainsi que de son pouvoir antiseptique, j'ai fait l'expérience suivante : Un échantillon de lait a été cryoscopé au moment du prélèvement, de même que des fractions de cet échantillon, additionnées de quantités différentes de formol à 40 o/o. L'opération a été répétée plusieurs fois, jusqu'à 41 heures après le prélèvement ; ce lait est resté à la température de 20° pendant ces expériences.

---

(1) *Pharmaceutical-Journal*. London, 1906. 4e série, n° 1831, p. 28

Lait naturel sans formol.	Δ = — 0°,51
1 goutte formol à 40 °/₀ pr 100 c.c. de lait.	Δ = — 0°,535
2 — — 100 — .	Δ = — 0°,54
4 — — 100 — .	Δ = — 0°,58
17 HEURES PLUS TARD	
Lait naturel.	Δ = — 0°,525
1 goutte formol à 40 °/₀ pr 100 c. c. de lait.	Δ = — 0°,535
2 — — 100 — .	Δ = — 0°,54
4 — — 100 — .	Δ = — 0°,58
24 HEURES PLUS TARD	
Lait naturel.	Δ = — 0°,55
1 goutte formol à 40 °/₀ pr 100 c. c. de lait.	Δ = — 0°,53
2 — — 100 — .	Δ = — 0°,54
4 — — 100 — .	Δ = — 0°,57
41 HEURES APRÈS	
Lait naturel coagulé.	Δ =
1 goutte formol à 40 °/₀ pr 100 c. c. de lait.	Δ = — 0°.535
2 — — 100 — .	Δ = — 0°,54
4 — — 100 — .	Δ = — 0°,57

Ducros (1) a constaté également les variations très sensibles du Δ pour de faibles doses de formol ajoutées :

Un lait de Δ = — 0°55 devient si on l'additionne

Pour 100 de lait :

De o gr. 15, solution de formol à 40 %,	Δ = — 0°57
De o gr. 30, — — —	Δ = — 0°59
De o gr. 60, — — —	Δ = — 0°65

Dans cette expérience, le formol à 40 o/o n'a pas été ajouté pur, mais en solution à 3 o/o, et il a été ajouté

(1) *Th. Ph. Montpellier*, 1905, p. 42.

pour chaque essai 5, 10, 20 o/o de cette solution au lait, ce qui correspond à un mouillage consécutif de 5, 10, 20 o/o ; la différence entre les points cryoscopiques obtenus ne doit donc plus être calculée sur — 0°55 Δ initial du lait, mais sur les Δ du lait mouillé correspondant à l'addition de cette solution ; l'abaissement produit par le formol est par le fait plus considérable et se rapproche de mes résultats. Une goutte de solution de formol à 40 o/o, compté au flacon dont je me suis servi pèse o gr. 0480.

Un lait pur (11 juin) donnait à l'analyse :

Crème	Densité	Extrait	Beurre	Lactose	Caséine	Cendres	R	Δ
12 0/0	1030	144	54,40	43	39,30	7.30	38°,25	0°,54

additionné de formol dans la proportion de 2 gouttes pour 100 c.c.

Crème	Densité	Extrait	Beurre	Lactose	Caséine	Cendres	R	Δ
12 0/0	1030	143,90	54,30	43	39	7,60	38°,25	0°,57

L'addition de formol n'a pas changé la déviation, mais le Δ s'est abaissé de 3 centièmes de degré, ce qui confirme exactement mes expériences précédentes.

Un lait de mélange (13 juin)
donne lorsqu'il est pur R = 37°5 — Δ = — 0°535
avec 2 gouttes de formol pour 100 c. c. :

R = 37°5 — Δ = — 0°555

Cependant, en pratique, pour la conservation du lait, on emploie le formol à la dose de 1 pour 5.000 à 10.000, c'est-à-dire 0 gr. 10 à 0 gr. 20 c. par litre de la solution à 40 o/o, ce qui ne peut faire descendre suffisamment le Δ pour déceler sa présence.

Je n'ai pas eu l'occasion de rencontrer de lait formolé dans le cours de mon travail ; cet antiseptique doit être peu employé dans notre région, ce qui est heureux d'ailleurs, car, à faible dose, il modifie assez profondément la constitution du lait. D'après Trillat (1), il se combine immédiatement à la matière albuminoïde ; il empêche ou ralentit la digestion de ce précieux élément (caséine rendue insoluble par le formol), et l'on constate que la peptonisation est notablement retardée.

Pendant le mois de juillet, j'ai fait quelques recherches d'antiseptiques, dans 17 laits, provenant de dépôts différents ; le formol, l'acide salicylique, l'acide borique, le borax et le bicarbonate de soude ont particulièrement appelé mon attention.

Comme je l'ai déjà dit, aucun de ces échantillons ne m'a révélé la présence de formol, non plus que d'acide salicylique.

J'ai trouvé simplement du bicarbonate de soude, du borax et de l'acide borique, ou plutôt le mélange des deux.

Ces derniers produits sont le plus couramment employés en laiterie, le bicarbonate surtout, pour l'excellente raison qu'il est toléré. On l'emploie, sous le nom de « conservateur », à la dose de 0 gr. 50 par litre environ ;

(1) Trillat et Sauton. Séance, *Soc. Ch.*, 24 nov. 1905. Dosage de la matière albuminoïde du lait, rendue insoluble par le formol.

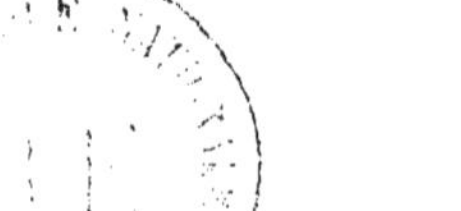

le mélange de borax et d'acide borique, connu sous le nom de « préservaline », s'emploie à la dose de o gr. 50 à 1 gr. par litre.

Le 12 juillet, la température était de 26° ; un échantillon examiné renfermait du bicarbonate de soude.

Le 13, la température était la même, et 4 nouveaux échantillons contenaient également du bicarbonate ; l'un d'eux, entre autres, était mouillé dans la proportion de 15 o/o.

Le 19, la température était de 28° et le temps très orageux ; sur 8 nouveaux échantillons, 4 renfermaient du bicarbonate, 3 renfermaient de l'acide borique et du borax ; un seul ne renfermait aucun antiseptique.

Le 20 juillet, la température était tombée à 23°, le temps devenu pluvieux et refroidi brusquement.

Sur 4 nouveaux échantillons, un seul renfermait du bicarbonate. On ne saurait donc établir de moyenne exacte en ce qui concerne l'emploi des antiseptiques ; leur usage est des plus irréguliers ; le temps est-il chaud et orageux ? presque tous les laits en contiennent ; le lendemain, si le temps est refroidi, on constate l'absence de ces agents conservateurs.

Nous avons vu, au sujet des solutions isotoniques, que l'addition à 1 litre de lait, dont Δ = — o°56, de 1 gr. 25 de bicarbonate de soude, fait descendre le point de congélation à — o°61.

Un lait dont le point de congélation est — o°53, devient égal à — o°55, ou — o°58, suivant que l'on y dissout o gr. 50 ou 1 gr. de bicarbonate de soude par litre. Or, ce sont là précisément les quantités de ce produit ajoutées au lait dans le but de le conserver. Aussi, il y aura lieu, dès que le Δ d'un lait sera inférieur à — 0°57, d'y rechercher le bicarbonate de soude.

On peut supposer également la présence de ce produit lorsque le poids des cendres est augmenté de 1 à 2 gr. sur la moyenne ; ces cendres sont alors très alcalines au tournesol, et font effervescence avec les acides (1).

Les cendres de 10 c. c. de lait, dissoutes dans de l'eau distillée et additionnées de 2 gouttes d'acide sulfurique N/10, ne doivent pas rougir la phtaléine (2).

L'acide borique, les borates et fluoborates, traités par l'acide sulfurique en présence d'alcool méthylique, communiquent à celui-ci la propriété de brûler avec une flamme verte. On peut reconnaître ainsi 0 gr. 25 de borax par litre de lait. La réaction que j'ai employée pour la recherche de ces corps est la suivante (3) :

Placer dans un tube à essai un volume de lait de 20 c.c. environ ; ajouter quelques gouttes de phtaléine et de la soude N/10, jusqu'à faible coloration rosée. Partager le contenu du tube en deux portions égales ; à l'une, ajouter 2 à 3 c.c. de glycérine parfaitement neutre, et agiter; la coloration rosée disparaît instantanément et ne réapparaît pas par addition de 2 à 3 gouttes de soude N/10, si le lait renferme de l'acide borique (15 à 20 centigr. par litre). 2 ou 3 gouttes ajoutées de même au second tube témoin, en exaltent la teinte.

Si l'on suppose la présence de borax, on ajoute préalablement au lait 2 gouttes d'acide chlorhydrique, de la

---

(1) P. Adam. *Examen physique et chimique du lait*, p. 123.
(2) Padé-Denigès, p. 809.
(3) Denigès, p. 807.

phtaléine et de la soude N/10, jusqu'à coloration rosée ; on procède ensuite comme précédemment.

Plusieurs autres méthodes, avec lesquelles on opère sur les cendres, consistent à former du fluorure de bore, gaz colorant en vert la flamme de l'hydrogène.

Depuis peu, l'eau oxygénée est également employée pour la conservation du lait. « Il est tout naturel, dit P. Adam (1), que l'on interdise l'addition de composés chimiques quelconques au lait, mais, si on en admettait un, c'est l'eau oxygénée qui conviendrait le mieux. » Elle conserve bien le lait, détruit la plupart des agents pathogènes, et, d'après cet auteur, disparaît en général au bout de huit heures.

Au moment de l'ingestion, le lait ne contient plus d'eau oxygénée ; il reste cependant altéré, car suivant les recherches du même auteur (2), l'eau oxygénée respecte les diastases provoquant des oxydations, ou peroxydases, mais détruit instantanément celles qui donnent lieu à des phénomènes de réduction. C'est précisément sur cette absence de ferments réducteurs qu'est fondée la recherche d'eau oxygénée dans un lait qui n'en contient plus.

Ces réactions, qui servent à différencier le lait bouilli du lait cru, peuvent être utilisées pour la recherche de l'eau oxygénée dans le lait.

P. Adam (3) distingue deux groupes de méthodes pour la recherche de H^2 O^2 dans le lait :

1° Celles qui emploient l'acide chromique, vanadique, réactifs ordinaires ;

---

(1) *Examen physique et chimique du lait*, p. 115.
(2) *Recueil d'Alfort*, 1906, p. 169 ; *J. Ph. et Ch.*, 1906, p. 273. *Bull. Soc. Ch.*, 1906, p. 247.
(3) *Loco citato*.

2° Celles qui sont applicables au lait cru seulement, dont les diastases concourent à la réaction.

J'ai résumé dans le tableau suivant les conclusions de ce travail :

Le réactif n° 1 au gaïacol est une solution aqueuse à 1 o/o de gaïacol cristallisé ;

Le réactif n° 2 est une solution aqueuse de paraphénylène diamine à 2 o/o ;

Le réactif n° 3 de Schardinger se prépare avec :

Solution alcoolique de bleu de méthylène à concentration.	5 c.c.
Formol (mieux aldéhyde éthylique). . . .	5 c.c.
Eau distillée	290 c.c.

LAIT EXAMINÉ	ACTION SUR LES RÉACTIFS	
1° Lait cru et frais.	1. gaïacol 2. paraphénylène - diamine + $H^2 O^2$ 3. Réactif de Schardinger	rouge-grenat. bleu. décoloré.
2° Lait cru altéré.	1 et 2 ne donne rien. 3.	 décoloré.
3° Lait cru, avec $H^2 O^2$.	1 sans $H^2 O^2$ 2 — 3 —	rouge-grenat. bleu. reste coloré.
4° Lait cru ayant contenu $H^2 O^2$, mais n'en contenant plus.	1 et 2. mêmes réactions que le lait cru et frais, en présence d'une nouvelle addition de $H^2 O^2$. 3. ne manifeste aucune décoloration en présence d'un nouvelle quantité de $H^2 O^2$.	
5° Lait cuit.	ne donne aucune des réactions précédentes.	
6° Lait pasteurisé à moins de 75°.	1 et 2. donnent les mêmes réactions que précédemment. — 3 ne donne rien.	

Différents antiseptiques, tels que le bisulfite de soude, le bicarbonate d'ammoniaque, et surtout les bichromates et chromates alcalins, sont également préconisés pour la conservation du lait.

Ces derniers ont en outre l'avantage de rehausser la couleur d'un lait écrémé et mouillé ; il est même question, paraît-il, d'utiliser les comprimés de bichromate de potasse pour la conservation des échantillons de lait prélevés en vue d'expertises légales. Ce serait là une faute, dont les effets supprimeraient simplement les données les plus précieuses de l'analyse actuelle, la déviation du lactosérum et le point de congélation du lait.

Je n'ai jamais trouvé de substances étrangères ajoutées au lait, telles que mucilages, farines, etc... Ces soi-disant falsifications se recopient d'un ouvrage à l'autre et sont aussi grotesques qu'impraticables.

CONCLUSIONS

I. — Le point de congélation trouvé pour les laits de la région répond exactement au chiffre indiqué par Winter ; il est égal à — 0°55, avec un écart possible de — 0°53 à — 0°57.

Ces limites sont extrêmes, et tout le lait dont le point de congélation sera légèrement inférieur à — 0°53 sera considéré comme fraudé.

Un lait individuel pourra être considéré comme naturel quand son point de congélation ne sera pas inférieur à — 0°53.

Un lait de mélange (lait de dépôt également) devra donner comme point de congélation minima — 0°54 pendant l'hiver, et — 0°53 pendant l'été ; au delà de ces limites le lait est suspect.

II. — La déviation réfractométrique des laits de Nancy est inférieure à la moyenne admise jusqu'ici. Elle doit être fixée à 39° avec un écart possible de 37°5 à 42°.

Pendant la saison d'hiver, et pour les laits de mélange seulement, la limite minima reste fixée à 38°, car toutes les fois que la déviation était inférieure à ce nombre, le lait pouvait être considéré comme suspect.

Un lait individuel pourra être considéré comme naturel quand sa déviation ne sera pas inférieure à 37°5.

Un lait de mélange devra dévier, en hiver, d'au moins 38° ; en été, de 37°5. Toutes les fois que ces limites seront dépassées, le lait sera certainement fraudé.

Dans cette catégorie rentrent les laits de dépôts.

III. — La moyenne des laits naturels de la région de Nancy diffère peu, en ce qui concerne l'analyse chimique, de celle admise par le Conseil d'hygiène de la Seine. La proportion de lactose est plus faible : 45 grammes au lieu de 50. La teneur en caséine, plus forte, 39 grammes au lieu de 34.

En ce qui concerne les laits d'hiver, leur sérum est plus concentré que pendant la saison d'été, mais leur teneur en matière grasse est moindre.

Jamais, cependant, les laits de mélange authentiques n'ont renfermé moins de 32 grammes de beurre par litre.

IV. — Les laits vendus en ville, directement par les producteurs, sont de composition moyenne. Leurs constantes physiques sont normales. La quantité de beurre (34 grammes au lieu de 40) indique un écremage de 15 o/o.

V. — La quantité de beurre fournie par les laits de dépôt, 29,15 en moyenne, indique un écrémage de 27,5 o/o.

Leurs constantes physiques, limites pendant l'hiver, sont au-dessous de la moyenne pendant la saison d'été, et correspondent à cette époque à un mouillage de 5 o/o.

VI. — Si l'on admet, comme le fait la Ville de Nancy, 23 grammes de beurre par litre de lait « écrémé », 31 o/o des laits de dépôt examinés ont une teneur en corps gras inférieure à ce chiffre.

43 o/o sont mouillés.

La conservation du lait au moyen d'antiseptiques est très irrégulière. Le bicarbonate de soude, le borax et l'acide borique sont le plus souvent employés.

VII. — Les laits naturels de la région de Nancy sont de bonne qualité ; ces laits donnent en moyenne 40 gr. de beurre, et en admettant un minimum de 23 gr. pour le lait écrémé, on tolère un écrémage de 42,5 o/o.

Si l'on se base sur le minimum fourni par les laits de mélange naturels, la quantité de beurre est de 32 gr. ; l'écrémage toléré à Nancy est encore de 28 o/o.

La Ville tolère un lait trop faible.

VIII. — L'expertise du lait ne peut, en aucun cas, se baser sur les résultats fournis uniquement par l'analyse chimique, ou la réfractométrie, ou la cryoscopie; ces trois méthodes se complètent l'une et l'autre, et mettent le chimiste en état de se prononcer avec certitude sur la fraude recherchée.

Si l'on ne connaît pas la déviation et le point de congélation primitifs d'un lait, on peut laisser passer un mouillage de 5 o/o, tout en suspectant la fraude ; en aucun cas un mouillage de 10 o/o ne passera inaperçu.

Le point de congélation est actuellement la donnée la plus constante dans l'analyse du lait ; elle oscille toujours dans d'étroites limites, quels que soient l'âge, la race, la nourriture des animaux considérés ; elle demeure presque invariable, même avec les différentes régions ; aussi, dans la plupart des cas, peut-elle former à elle seule l'opinion de l'expert.

TABLE DES MATIÈRES

Pages.

INTRODUCTION 1

HISTORIQUE 7

CHAPITRE PREMIER. — Méthodes d'analyses employées ; discussion. 23

Méthodes chimiques 24

Méthodes physiques 39

Réfractométrie 43

Cryoscopie 47

CHAPITRE DEUXIÈME. — Analyses. — Moyennes établies jusqu'ici. 57

Résultats obtenus avec les laits de vache naturels. . . 59

Laits individuels. 61

Laits de mélange. 64

Résultats obtenus avec les laits vendus directement en ville par les producteurs 65

Résultats obtenus avec les laits de « dépôts ». 65

Moyennes générales des laits de la région de Nancy. . 66

CHAPITRE TROISIÈME. — Recherche des falsifications et altérations. — Écrémage et mouillage. 69

Falsifications observées à Nancy ; comparaison avec les autres villes. 86

Antiseptiques 92

CONCLUSIONS. 103

Tableaux d'analyse. . . . . I à XXI

	Méthode Pondérale	Méthode Adam	Méthode Gerber	Méthode Marchand	Méthode Marchand modifiée
Echantillon N°1. additionné de formol	28gr.40	27.gr	25gr5	0	26.41
Echantillon N°1. mouillé à 10% et formolé	26.10	24.5	23	0	24.08
Echantillon N°3.	32.50	28	29	28.91	28.74
Echantillon N°3. mais formolé.				0	26.41

Localités	Crème	Densité	Extrait	Beurre	Lactose	Caséine	Cendres	R	Δ	Auteurs
Paris	"	1033	130	40	50	34	6	40°	0°,55	Lab. municip.
Nancy	12.1	1031	133.18	40.38	45.67	39.77	7.31	39°,19	0°,546	
Laits moyens de France			165.5	55	52.5	50	7.50			Lézé, indust[ie] du lait, p. 49
			121	35	40	35	6			
Bordeaux			125	38	47.50	33	6.50	38°	0°,58 à 0°,59	Blarez
Reims		1026	109.6	25	42.46	27.92	6.20		0°,54 à 0°,58	Lajoux
		1033	152.5	59.10	50.12	40.65	8.20			
Environs de Paris		1031	128	41.01	49.57	33.23	7.4	41°,4		Cotteran
Oise		1031.8	124.96	36.3	47.7	33.15	7.6	41°,2		"
Cher		1032.5	133.2	42.1	48.9	35.2	7.6	40°,8		"
Beauce		1032	131.5	38.9	49.34	34.7	7.6	41°,7		"
Indre		1033	131.4	40.1	49.72	34.84	7.1	42°,3		"
Savoie		1032.4	133.9	42.7	51	35.22	7.4	42°,5		"
Seine & Marne		1031.6	150.4	59.9	45.2	38	7.3	40°,21		"
Sologne		1030.5	138.4	46.6	48.8	34.3	8.7	41°,7		"
Basses-Pyrénées		1032.4	133.6	40.96	57.67	33.96	7	42°,5		"
Puy-de-Dôme								38 à 42°	54 à 56	Ducros
Montpellier lab. municip.		1020	94	13	20		5			
		1036	146	46	50.5		8			
Amiens		1031	125.4	37.6	47	34.3	6.85			
Lyon			130	40	50	35	7			S[té] Agron[e]
Blois	11	1033	144.6	45	45.8	46.1	7.70			

Laits individuels

Tableau A

29 Janvier au 13 Février.

Laiterie de Saurupt -

Nourriture : *Sons, betteraves, regain, paille d'avoine.*

Nos d'ordre	Race	Age de la vache	Age du lait	Crême	Densité	Extrait	Beurre	Lactose	Caséine	Cendres	Réfractométrie	Cryoscopie
1	Vache de Pays	6 ans	3 sem	5.5	1030	120.60	26	52	34	7.9	40.5	0.555
2	»	3 ½	3 mois	14	1033	127.28	32	48	39.8	7.42	39	0.56
3	»	6 ans	4 sem.	15	1033	134	42.36	49	35.24	7.40	38.25	0.56
4	»	3 ½	3 mois	13	1033	126	31.66	48	38.70	7.64	39	0.55
5	»	6 ans	5 sem.	11.5	1036	129.20	31.76	54.5	34.92	8.02	42	0.57
6	»	3 ½	3 mois	14	1035	130.96	35.20	49	38.96	7.80	42	0.56
7	»	6 ans	6 sem		1034	136.84	45.86	52.8	30.28	7.90	40.5	0.565
8	»	3 ½	3 m.½		1034	137.80	40	51.9	37.90	8	41.2	0.56
Moyenne				12.5	1033	130.33	35.60	50.65	36.22	7.76	40.3	0.56
Maxima				15	1036	137.80	45.86	54.5	39.8	8.02	42	0.57
Minima				5.5	1030	120.60	26	48	30.28	7.40	38.25	0.55

16 Février au 21 Février

Tableau B

Ferme de Boudonville

Nourriture: *Drêches en grande partie, betteraves, regain.*

N°s d'ordre	Race	Age de la vache	Age du lait	Crème	Densité	Extrait	Beurre	Lactose	Caséine	Cendres	Réfractométrie	Cryoscopie
9	Vache de pays	12 ans	6 mois	18	1033	121.70	32.50	47.9	33.52	7.70	39	0.57
10	"	4 ans	1 mois	8	1033	123.96	29.94	47.72	38.23	8	38.25	0.54
11	"	12 ans	6 mois	11.5	1033	124.10	34.50	45.37	36.49	7.60	37.5	0.565
12	"	4 ans	1 mois	9	1034	125.36	29.96	47.01	41.19	7.20	39	0.54
13	"	12 ans	6 mois	14	1031	127.20	37.46	44.88	37.06	7.80	37.5	0.563
14	"	4 ans	1 mois	20	1031	141.40	47.90	45.66	40.74	7.10	39	0.545
	Moyenne			13.4	1032	127.28	35.37	46.47	37.87	7.56	38.37	0.55
	Maxima			20	1034	141.40	47.90	47.9	41.19	8	39	0.57
	Minima			8	1031	121.70	29.94	44.88	33.52	7.10	37.5	0.54

2 Mars au 26 Avril.

Tableau C

Ferme de l'Ecole d'Agriculture de Tomblaine.

Nourriture : *Betteraves, paille hachée - tourteaux de maïs humides.*

N.os d'ordre	N.os des bêtes	Race	Age de la vache	Age du lait	Crème	Densité	Extrait	Beurre	Lactose	Caséine	Cendres	Réfractométrie	Cryoscopie
15	3	Montbéliard	4 ans	6 mois	11.5	1033	138.70	42.9	50.76	37.64	7.40	43.5	0.57
16	13	Montbéliard	6 ans	1 an		1033	149.20	49.9	46.47	44.33	8.50	40.5	0.57
17	12	Suisse	10 ans	13 mois	12	1031	143.86	49.1	44.72	42.11	7.86	39.7	0.565
18	18	Suisse	7 ans	7 mois	10	1032	152	52.2	46.27	44.93	8.10	42	0.56
19	1	Suisse	9 ans	2 ans	40	1030	178.80	62.2	42	65.90	8.70	40.5	0.56
20	17	Normande	7 ans	3 mois	15	1032	141.10	47.3	48	38.50	7.30	41.2	0.565
21	19	Race de Pays	5 ans	6 mois	10	1030	133	43.5	45	36.94	7.56	39	0.56
22	6	Hollandais-Comtois	7 ans	7 mois	15	1033	142.3	50.9	49	35.10	7.30	41.2	0.555
23	6	Hollandaise	7 ans	7 mois	10	1030	129.7	38.3	47	36.50	7.70	39	0.555
24	15	Race de Pays	7 ans	12 mois	8	1032	140	43	49	40.40	7.60	41.2	0.55
25	11	„ d° „	8 ans	7 mois	12	1033	139.3	43.96	49	39.30	7.80	42	0.555
26	16	„ d° „	6 ans	6 mois	15	1030	124.5	34.3	47	35.40	7.80	39	0.565
27	14	Hollandaise	5 ans	1 an	13	1031	133.1	36.9	42	45.60	8.60	39	0.56
28	1	Suisse	9 ans	2 ans	28	1030	175.4	73.32	44	48.88	9.20	40.5	0.545
29	16	Race de Pays	6 ans	6 mois	13	1030	125.7	36	47	34.90	7.80	39	0.565
30	6	Hollandaise	7 ans	7 mois	12	1030	128.1	39	47	34.50	7.60	39	0.555
31	11	Race de Pays	8 ans	7 mois	10	1033	138.5	43.2	49	38.90	7.40	42	0.555
32	15	„ d° „	7 ans	12 mois	9	1030	142	42.4	49	43.10	7.50	41.2	0.65
		Moyenne			14.3	1031	141.95	46.06	46.79	41.27	7.87	40.5	0.558
		Maxima			40	1033	178.80	73.32	50.76	65.90	9.20	43.5	0.57
		Minima			8	1030	124.5	34.3	42	34.50	7.30	39	0.545

15 Mai-au 21 Mai

Tableau D

Ferme – Ecole d'Agriculture de Tomblaine –

Nourriture: peu de betteraves, surtout fourrage vert qualité médiocre, tourteaux de maïs humides.

Nos d'ordre	Nos des bêtes	Race	Age de la vache	Age du lait	Crème	Densité	Extrait	Beurre	Lactose	Caséine	Cendres	Réfractométrie	Cryoscopie
33	1	Suisse	9ans	2ans½	22	1031	164	64.50	46	46.40	7.10	39	0.54
34	17	Normande	7ans	11mois	15	1033	136.4	42	43	43.70	7.70	39	0.55
35	16	de Pays	6ans	6mois½	6	1036	129.4	28	52	42.50	6.90	40.5	0.545
36	19	de Pays	5ans	8mois	14	1033	129.7	36.9	46	39.90	6.90	39	0.56
37	6	Hollandaise	7ans	7mois½	10	1032	131.7	38.4	48	38.40	6.90	39	0.54
38	12	Suisse	10ans	15mois	9	1032	131.7	38.6	47	39	7.10	39.7	0.535
39	15	de Pays	7ans	12mois½	5	1034	139.76	39.6	48	45.06	7.10	39.7	0.535
40	0	de Pays			5	1032	117.80	29	53	28.90	6.90	39	0.55
41	12	Suisse	10ans	15mois	7	1033	125.90	33.48	48	37.32	7.10	39	0.55
42	4	Montbéliard	13ans	3ans	14	1035	125.04	26.16	49	42.42	7.46	40.5	0.56
		Moyenne			10.7	1033	133.14	37.66	48	40.36	7.11	39.4	0,548
		Maxima			22	1036	164	64.50	53	46.40	7.70	40.5	0,60
		Minima			5	1031	117.80	26.16	43	28.90	6.90	39	0.535

11 Juin au 21 Juin

Tableau E

Ferme-Essey.

Nourriture: *(Foin, fourrage sec, sons), (Regain, fourrage vert).*

Nos d'ordre	Nos des bêtes	Race	Age de la vache.	Age du lait	Crème	Densité	Extrait	Beurre	Lactose	Caséine	Cendres	Réfractométrie	Cryoscopie
43	3	Suisse	6 ans	7 mois	24	1028	142,80	56,2	39	39,90	7.70	36	0.54
44	1	Durham	8 ans	7 mois	11	1030	137,40	46,9	46	38,30	7.70	38,25	0,535
45	2	Bretonne	6 ans	7 mois	12	1030	144	54,4	43	39.30	7.30	38,25	0,54
46	1	Durham	"	"	13.5	1030	132.60	41,7	45	38,70	7.20	37.5	0,535
47	2	Bretonne	"	"	8	1030	132	40,7	46	37,80	7.50	37,5	0.53
48	3	Suisse	"	"	15	1030	137.7	44.7	43	42,80	7.20	42	0,55
49	1	Durham	"	"	11	1031	137	46.9	43	40,20	6,90	42,75	0,56
50	2	Bretonne	"	"	13	1031	137.4	46.2	44	40,20	7	43,5	0.55
51	3	Suisse	"	"	10	1030	134.30	42.5	42	42	7,80	38,25	0,55
52	1	Durham	"	"	8	1030	132.30	43.7	42	39,30	7,30	38,25	0,53
53	2	Bretonne	"	"	10	1030	129.9	40.3	44	38,70	6,90	38,25	0.53
54	1	Durham	"	"	13	1031	132.8	40.10	46	39,34	7,34	39	0.545
55	2	Bretonne	"	"	10	1031	129.66	37.1	45	40,60	6,96	38,25	0,54
56	3	Suisse	"	"	10	1030	130.6	40.6	45	37,80	7.20	37,5	0,525
		Moyenne			12	1030	135.06	44,42	43,71	39.64	7.28	38,94	0,54
		Maxima			24	1031	144	56,2	46	42,80	7.80	43,5	0,56
		Minima			8	1028	129.66	37,1	39	37.80	6.90	36	0,525

Laits de mélanges

20 Mars au 3 Avril.

Tableau A

Ferme de l'Ecole d'Agriculture de Tomblaine.

Nourriture: Betteraves, menue paille, tourteaux de maïs humides.

Nos d'ordre	Crème	Densité	Extrait	Beurre	Lactose	Caséine	Cendres	Réfractométrie	Cryoscopie
57	11	1034	129.40	35	47	40	7.40	39.7	0,57
58	12	1032	131,90	39,9	45	40,1	6.90	39	0,57
59	10	1034	131,70	35.6	48	39,9	8,20	40.5	0,555
60	15	1034	128,80	32.7	49	39	7.90	40,5	0,565
61	8	1032	129,20	37.6	44	40,6	7	39	0,54
62	8	1032	130,10	37,04	44	41,56	7.50	39	0,54
63	11	1032	128.20	34,5	47	39.5	7,20	40.5	0,55
64	7	1033	128,50	35,5	47	38	7	40.5	0,55
Moyenne	10	1033	129.70	35,98	46,3	39.83	7,38	39,8	0,555
Maxima	15	1034	131,90	39,9	49	41,56	8.20	40,5	0,57
Minima	7	1032	128,20	32,7	44	38	6.90	39	0,54

Novembre 1906.

Tableau B

Ferme de Saulxures-les-Nancy.

Nourriture : *Betteraves, menue-paille, foin.*

Nos d'ordre.	Crême	Densité	Extrait	Beurre	Lactose	Caséine	Cendres	Réfractométrie.	Cryoscopie
65	20	1032	131.20	36.20	45.8	41.4	7.80	39	0.555
66	10	1031	132.10	36.20	43	45.1	7.80	39	0.55
67	11	1031	131.60	36.10	43	45	7.50	39	0.55
68	12	1031	131.20	35.70	43	45	7.50	39	0.555
Moy.	13	1031	131.52	36.05	43.7	44.12	7.65	39	0.552
Max.	20	1032	132.10	36.20	45.8	45.1	7.80	"	0.555
Min.	10	1031	131.20	35.70	43	41.4	7.50	"	0.55

Novembre 1906

Tableau C

Ferme de l'Ecole d'Agriculture de Tomblaine

Nourriture : Betteraves, menue-paille, tourteaux de maïs humides.

Nos d'ordre	Crême	Densité	Extrait	Beurre	Lactose	Caséine	Cendres	Réfractométrie	Cryoscopie
69	11	1033	135.3	40.6	47	40.4	7.30	39	0.55
70	15	1032	135.9	40.6	45.9	41.8	7.60	39	0.545
71	10	1032	135.5	40.3	43	45.4	6.80	39	0.55
72	11	1032	134.8	40.2	43	44.3	7.30	39	0.55
Moy.	11.7	1032	135.3	40.4	44.7	42.9	7.25	39	0.548
Max.	15	1033	135.9	40.6	47	45.4	7.60	"	0.55
Min.	10	1032	134.8	40.2	43	40.4	6.80	"	0.545

21 Mai

Tableau A

Ferme de l'Ecole d'Agriculture de Tomblaine

Nourriture : peu de betteraves, surtout fourrage vert, qualité médiocre et tourteaux de maïs humides

Nos d'ordre	Crême	Densité	Extrait	Beurre	Lactose	Caséine	Cendres	Réfractométrie	Cryoscopie
73	7	1031	124.82	33.60	49	34.90	7.32	39	0,54

13 Juin au 21 Juin

Tableau B

Ferme-Essey

Nourriture : Fourrage vert, regain et parfois sons.

Nos d'ordre	Crême	Densité	Extrait	Beurre	Lactose	Caséine	Cendres	Réfractométrie	Cryoscopie
74	10	1030	129.30	39.94	45	37.56	6.80	37.5	0,535
75	19	1031	138.10	48.70	45	37.00	6.80	42.75	0.55
76	16	1030	133.30	47.80	42	42.50	7	38.25	0.535
77	14	1031	130.64	39.40	46	38.14	7.10	38.25	0.54
Moy.	14.7	1030	132.83	42.46	44.5	38.95	6.92	39.18	0.54
Max.	19	1031	138.10	48.70	46	42.50	7.10	42.75	0.55
Min.	10	1030	129.30	39.40	42	37.56	6.80	37.5	0.535

2 au 4 Juillet

Tableau C

Ferme de Saulxures-les-Nancy

Nourriture : *Fourrage vert, regain, prairie.*

N.os d'ordre	Crème	Densité	Extrait	Beurre	Lactose	Caséine	Cendres	Réfractométrie	Cryoscopie
78	9	1030	124.50	37.40	45	35.30	6.80	38.25	0.545
79	10	1029	133.70	43.50	45	38.90	6.30	38.25	0.545
80	14	1028	129.70	41.60	45	36.20	6.90	37.5	0.545
81	10	1029	128.70	40.70	45	36	7	38.25	0.555
82	10	1028	128.86	41.80	43	37.54	6.52	37.5	0.55
83	11	1029	129.60	41.70	44	36.90	7.	37.5	0.545
84	10	1029	129.80	41.80	43	38.90	6.10	37.5	0.55
85	17	1028	129.10	41.36	43	37.54	7.20	37.5	0.555
Moy.	11.3	1028.8	129.24	41.23	44.1	37.16	6.72	37.7	0.548
Max.	17	1030	133.70	43.50	45	38.90	7.20	38.25	0.555
Min.	9	1028	124.50	37.40	43	35.30	6.10	37.5	0.545

Hiver – 17 Janvier au 4 Avril

Résultats obtenus avec les laits vendus directement en ville par les producteurs.

Nos d'ordre	Crème	Densité	Extrait	Beurre	Lactose	Caséine	Cendres	Réfractométrie	Cryoscopie
1	12	1033	129	34.10	49	38.10	7.80	40.5	0.565
2	9	1034	136.4	38.10	50	40.90	7.40	41.2	0.565
3	10	1034	129.3	35.10	47	39.92	7.28	39.7	0.57
4	5	1034	125.72	28.70	47	42.02	7.40	39.75	0.545
5		1034	134	40	48	38	7.86	40.5	0.565
6	8	1034	121.22	31.40	50.2	31.50	8.12	40.5	0.57
7		1034	129.90	34.24	50.1	38.06	7.50	40.5	0.56
8	7.5	1034	130.14	37.30	49	35.90	7.94	39.7	0.56
9	8	1034	137.20	38.50	50	41.70	7	41.2	0.565
10	11	1033	127.50	34.50	49	35.70	8.30	40.5	0.565
11	8	1033	132.20	40	48	37	7.20	40.5	0.555
Moy:	8.72	1033	130.18	35.63	48.84	38.07	7.627	40.418	0.562
Max:	12	1034	137.20	40	50.2	42.02	8.30	41.2	0.57
Min:	5	1033	121.22	28.70	47	31.50	7	39.7	0.545

Été.. 3 Mai au 22 Juin.

Nos d'ordre	Crême	Densité	Extrait	Beurre	Lactose	Caséine	Cendres	Réfractométrie	Cryoscopie
12	11	1034	146,70	47.80	46	45.50	7.40	42	0.56
13	8	1033	121.70	27.30	49	38	7.40	40.5	0.56
14	10	1029	127.30	39.80	43	38	6.50	36.7	0.52
15	12	1033	128.80	34.7	49	36.90	7.90	40.5	0.565
16	10	1033	135,10	38.4	49	39.50	7.20	41.2	0.565
17	7	1033	126	32.36	47	39.14	7.50	39	0.555
18	5	1034	125.2	28,60	47	42.4	7.20	39.75	0.545
19	2	1036	114,6	16.60	52	38.80	7.20	40,5	0.54
20	12,5	1029	119,60	36.80	43	34.60	5.70	35,25	0.50
21			122,64	30.20	45	40.16	7.20	38.25	0,55
Moy.	8.61	1032	126.73	33.30	47	39.30	7.12	39.36	0.546
Max	12.05	1036	146.70	47.80	52	45.50	7.90	42	0.565
Min.	2	1029	114.60	16.60	43	34.60	5.70	35.25	0.50

IV

Hiver. 15 Janvier au 30 Avril.

Résultats obtenus avec les laits « de dépôts ».

Nos d'ordre	Crème	Densité	Extrait	Beurre	Lactose	Caséine	Cendres	Réfractométrie	Cryoscopie
1	10	1033	127.70	36	45.38	37.7	8.66	37.5	0.64
2	4	1031	120.16	35.92	42	35.18	7.06	36.7	0.50
3	10	1033	132.5	37.20	47	40	7.80	39	0.525
4	4	1027	88.30	16.18	37	28,12	7	30	0.44
5	6.5	1031	114.30	32.86	42.86	32.48	6.60	33.75	0.47
6		1032	114.50	22.46	46.33	37.91	7.80	38.25	0.53
7	3	1034	119	22	50	39.80	7.20	40.5	0.575
8	7	1031	126.60	38	47	34.20	7.40	39	0.555
9	4	1034	115.90	18.94	48	40.70	8.26	39.7	0.555
10	2,5	1035	115.50	20	48	39.50	8	41.2	0.58
11	2	1033	124.10	34.20	47	35.60	7.30	39	0.545
12	5	1035	120.40	23.84	48	39.76	8.80	40.5	0.575
13	9	1032	123.8	35	47	34.40	7.40	39.7	0.56
14	2	1032	123.5	31.50	47	36.80	8.20	39	0.545
15	1.5	1035	112	15.30	50	38.70	8	40.5	0.555
16	5	1030	128.5	47.64	43	36.86	7	36	0.505
17	5,5	1029	112.10	29	42	34.20	6.90	35.25	0.51
18	7	1034	119.5	27.60	48	36.50	7.40	39.7	0.555
19	3	1032	123.60	35.84	47	33.56	7.20	39	0.55
20	6	1031	110.80	22.90	46	35.60	6.30	37.5	0.52
21	2	1036	112.40	12.50	49	43.10	7.80	40.5	0.565
22	4	1032	122.30	33.50	47	34.50	7.30	39	0.565
23	4	1026	99	16.70	38	33.10	5.20	31.5	0.43
24	3	1033	114.70	22.70	49	35.80	7.20	39	0.545
25	2	1031	117.78	29.80	46	34.60	7.38	37.5	0.515
26	7	1033	126.70	35.90	46	37.10	7.70	39.7	0.555
27	5	1029	102.80	26	42	29.20	5.60	34.5	0.50
28	2	1027	90.24	17.20	37	30.80	5.24	30	0.44
29	20	1032	136.80	47.20	47	35.28	7.34	39	0.59
Moy.	5.2	1031	117.08	28.78	45.50	36.10	7.277	37.67	0.534
Max.	20	1036	136.80	47.20	50	43.10	8.80	41.2	0.64
Min.	-1.5	1026	88.30	12.50	37	28.12	5.20	30	0.43

ÉTÉ . 3 Mai au 29 Juin

Laits « de Dépots ».

Nos d'ordre	Crème	Densité	Extrait	Beurre	Lactose	Caséine	Cendres	Réfractométrie	Cryoscopie
1	5	1029	110.30	29.40	42	32.60	6.30	38	0.48
2	3	1029	106.40	23.50	40	36.40	6.50	33	0.47
3	3.5	1026	92	18.70	37	30.16	6.74	30	0.44
4	7.3	1031	127	37.36	47	35.74	7.50	39	0.55
5	7	1030	127.10	37.10	48	35.06	6.94	38.25	0.53
6	3.5	1034	118	20.50	51	39.20	7.30	40.5	0.575
7	18.5	1031	134.70	42	45	40.70	7	38	0.525
8	5.5	1030	123.70	35.50	45	36	7.20	37.5	0.53
9		1031	122.84	33.32	46	36.42	7.10	37.5	0.53
10	11	1032	126.7	36	48	35.10	7.60	40.5	0.585
11	3	1032	123	35	47	33.80	7.20	39	0.565
12	4	1027	96.20	17.50	37	35.40	6.30	37.5	0.48
13	6	1031	122.80	30.70	47	39.80	6	37.5	0.54
14	7	1025	90.40	18.30	37	29.50	5.60	30	0.425
15	3	1031	108.40	18.10	45	38.70	6.60	36.75	0.535
16	3	1033	101.30	9	47	39.40	5.90	39	0.545
17	7	1033	118,20	24.10	45	42.50	6.60	38.25	0.545
18	7.6	1030	122.38	32.40	45	38.50	6.48	38,25	0.55
19	5	1031	125.70	34.70	46.8	37.50	6.70	39	0.57
Moy:	5.7	1030	115.63	28.06	44.5	36.47	6.68	36.71	0.522
Max:	18.5	1034	134.70	42	51	42.50	7.60	40.5	0.575
Min:	3	1025	90.40	9	37	29.50	5.60	30	0.425

Novembre 1906

Laits « de Dépôts ».

Nos d'ordre	Crême.	Densité	Extrait	Beurre	Lactose	Caséine	Cendres	Réfractométrie	Cryoscopie
1	18%	1032	134.60	42.70	47	37.40	7.50	39	0,55
2	2	1033	107.90	17.26	48	35.24	7.40	38,25	0,53
3	10	1030	128.30	41.10	38	41.70	7.50	36	0,525
4	7	1031	116.40	30.20	41	38.40	6.80	36	0.505
5	6	1033	123.90	31.20	47	38.30	7.40	39	0.55
6	8	1035	133.90	34.10	49	42.90	7.90	40.5	0.565
7		1034	119.90	26.50	48	38.50	6.90	38.25	0.54
8	5	1033	127.20	35.40	49	35.50	7.30	39	0.555
9		1023			35.28			27	
Moy:	8	1031	124.07	32.30	44.69	38.49	7.33	37	0.54
Max:	18	1035	134.60	42.70	49	42.90	7.90	40.5	0.565
Min:	2	1023	107.90	17.26	35.28	35.24	6.80	27	0.505

V

Moyennes générales des laits de la région de Nancy

Laits naturels.

Individuels.

Saisons	Crême	Densité	Extrait	Beurre	Lactose	Caséine	Cendres	R	Δ
Hiver	13.6	1032	136.30	41.44	47.69	39.37	7.78	40°,08	0°,557
Eté	11.4	1031	134.26	41.61	45.50	39.94	7.215	39°,15	0°,542
Moy. de l'année	12.5	1031	135.28	41.52	46.59	39.65	7.497	39°,6	0°,549

Mélanges.

Saisons	Crême	Densité	Extrait	Beurre	Lactose	Caséine	Cendres	R	Δ
Hiver	11.5	1032	132.16	37.47	44.92	42.28	7.42	39°,26	0°,551
Eté	12	1029	130	41.02	44.61	37.53	6.83	38°,30	0°,545
Moy. de l'année	11.7	1030	131.08	39.24	44.76	39.90	7.125	38°,78	0°,548

Laits naturels (Individuels et mélanges).

Saisons	Crême	Densité	Extrait	Beurre	Lactose	Caséine	Cendres	R	Δ
Hiver	12.5	1032	134.23	39.43	46.30	40.82	7.60	39°,66	0°,554
Eté	11.7	1030	132.13	41.31	45.05	38.73	7.02	38°,72	0°,543
Moy. de l'année	12.1	1031	133.18	40.38	45.67	39.77	7.31	39°,19	0°,548

Mouillage effectué	Lait N° 1	Lait N° 2	Lait N° 3	Lait N° 4	Lait N° 5	Lait N° 6	Lait N° 7	Sol. Bicarb. Na à 1 gr 30 %
0 %	-0°,55	-0°,54	-0°,535	-0°,55	-0°,58	-0°,57	-0°,55	-0°,53
5 %	-0°,52	-0°,51	-0°,505	-0°,53	-0°,555	-0°,55		-0°,505
10 %	-0°,48	-0°,48	-0°,48	-0°,50	-0°,52	-0°,52	-0°,50	-0°,47,5
15 %				-0°,48	-0°,49	-0°,49		-0°,445
20 %	-0°,435	-0°,435	-0°,43	-0°,45	-0°,47	-0°,46		-0°,43
25 %					-0°,44			

Mouillage effectué	Cryoscopie Eau distillée	Calcul du mouillage %	Cryoscopie Eau Moselle	Calcul du mouillage %	Réfract. Villiers	Calcul mouillage %	Réfract. emploi de Kaolin	Calcul mouillage %
0 %	-0°,56				39°			
5 %	-0°,53	3.63	-0°,54	1.81	37°,5	6.25	37°,5	6,25
10 %	-0°,50	9.09	-0°,51	7.27	34°,5	13.7	34°,5	13,7
15 %	-0°,47	14,5	-0°,475	13.6	33°	17.5	33°	17,5
20 %	-0°,44	20	-0°,445	19	31°,5	21.2	31°,5	21,2

N^os d'ordre	Beurre	Observations
Hiver (15 Janvier au 30 Avril).		
1	36	mouillé 5 % – bicarbonate
2	35	" 8 à 10 %.
4	16.18	" 20 % – écrémé
5	32.36	" 15 % – "
6	22.46	.... écrémé
7	22	.... "
9	18.94	.... "
10	20	bouilli .... "
15	15.30	.... "
16	41	8 % mouillé
17	29	10 % "
20	22.90	5 % " écrémé
23	16.70	20 % " écrémé
21	12.50	écrémé
24	22.70	– écrémé
25	29.80	5 % mouillé
27	26	10 % "
28	17.20	20 % " écrémé
29	47.20	addition . corps étrangers

N^os d'ordre	Beurre	Observations
Novembre 1906.		
2	17.26	.... écrémé
3	41.10	6 à 8 % mouillé.
4	30.20	8 % eau.
9		30 % eau.
Été (3 Mai au 29 Juin).		
1	29.40	15 % eau.
2	23.50	15 % eau.
3	18.70	20 % eau – écrémé.
6	20.50	.... écrémé.
8	35.50	5 % eau ?
9	33.32	5 % eau ?
12	17.50	15 à 20 % – eau – écrémé.
14	18.30	20 à 25 % – eau – écrémé.
15	18.10	5 % eau – écrémé.
16	9	écrémé.

Localités	Années	Nombre d'échantillons	Mouillés	Ecrémés	Falsifiés	Suspects
Lille	1903	100			19,20 %	
	1904	100			11.62 %	
	1905	1.507	57	94	11	
Chambéry	1905	100	5	40		
Amiens	1904	30	4			
	1905	53	10			
Le Havre	1904-05	100		15		
Le Mans		27	5			
Toulon	1904	66	17			
	1905	74	26	1		
Dresde	1905	4.351	297			
Paris	1881	100			50	
	1882	100			30	
	1905	794	29	80		20
		860	29	84		16
	1906	6.602	337	890		90
Nancy	1905	156	17	18		
	1906	77	3	3		
	1906	57	25			

www.ingramcontent.com/pod-product-compliance
Ingram Content Group UK Ltd.
Pitfield, Milton Keynes, MK11 3LW, UK
UKHW020916180726
13838UKWH00002B/576

9 782329 352947